Cure sua

COLUNA

Dr. Arnaldo Libman

Cure sua COLUNA

DICAS PRÁTICAS

PARA PREVENIR LESÕES E ALIVIAR SUAS DORES

BestSeller

CIP-Brasil. Catalogação-na-fonte
Sindicato Nacional dos Editores de Livros, RJ.

Libman, Arnaldo
L67c Cure sua coluna/Arnaldo Libman. – Rio de Janeiro: Best*Seller*, 2006.

Inclui bibliografia
ISBN 85-7684-034-0

1. Coluna vertebral – Obras populares. 2. Coluna vertebral – Doenças – Tratamento – Obras populares. 3. Coluna vertebral – Doenças – Prevenção – Obras populares. 4. Dor lombar – Tratamento – Obras populares. I. Título.

06-2743 CDD – 616.73
CDU – 616.711

Capa: Mello & Mayer
Editoração eletrônica: DFL
Ilustrações de miolo: Sirio Cançado

Direitos exclusivos desta edição adquiridos pela
EDITORA BEST SELLER LTDA.
Rua Argentina, 171, parte, São Cristóvão
Rio de Janeiro, RJ – 20921-380

Impresso no Brasil

ISBN 85-7684-034-0

Sumário

Agradecimentos 9

Introdução: Não nascemos para sentir dor 11

Capítulo 1 Conheça sua coluna 15

Os ossos da coluna 15

Discos intervertebrais 18

Ligamentos 21

Músculos 22

Articulações 25

Nervos 26

A estrutura completa 29

Capítulo 2 Alívio imediato da dor 33

Descanse sua coluna 40

Aplique gelo para diminuir a dor 41

Comprima a área 42

Saiba quando procurar um médico 43
Alterne compressas gelada e quente para tratar a distensão 45
Evite atividades prejudiciais 46
Pratique boa postura 47
Massagem: uma outra opção 48
Movimente-se 49

Capítulo 3 Sua rotina diária 51
Durma em uma boa cama 51
Alongue antes de se levantar 54
Como levantar da cama 54
Use braços e pernas para se sentar e levantar do vaso sanitário 56
Use os braços para apoiar a coluna 58
Deixe seus pés ajudarem sua coluna 59
Alivie as dores com os calçados 59
Passeie corretamente 60
Saia e entre no carro cautelosamente 62
Alimente sua coluna 63
Deixe sua coluna descansar no trabalho 64
Adapte seu local de trabalho 66
Dê a sua coluna oportunidade de se movimentar 68
Dores na coluna durante a gravidez 68

Capítulo 4 Exercícios para sua coluna 73
Relaxe sua coluna 73
Comece a se exercitar regularmente e de forma crescente 74

Convide sua coluna para uma caminhada 75
Desenvolva seu coração, pulmões, pernas e coluna com o exercício *step* 76
Prefira pedalar ou nadar 77
Alongue os pequenos músculos do quadril 79
Alongue a coxa 81
Mantenha a qualidade dos flexores do quadril 82
Melhore a curvatura 83
Adicione a rotação lombar à sua rotina de alongamento 84
Faça abdominal para os músculos das costas 86
Fortaleça a parte superior da coluna 88
Fortaleça os músculos relacionados à postura 89
Alongue os músculos da coluna lombar 91
Aprenda a se agachar se apoiando 92
Aprenda a se levantar do agachamento 94
Use a técnica do jogador de golfe para levantar objetos leves 96
Levante moderadamente objetos pesados: faça uma alavanca 96
Se puder escolher, empurre, não puxe 98
Minimize movimentos como flexionar e girar 99
Deixe suas ferramentas fazerem o trabalho por você 101
Levante os pés enquanto estiver de pé 102

Capítulo 5 Outro estilo de vida 105
Viajar com dor na coluna 105
Alivie a tensão e ajude a acabar com suas dores 111
Fadiga: o que é isso? 118

Como combater a fadiga 119
O que pode ser feito para melhorar o sono? 120
Pode o relaxamento diminuir a dor e a fadiga? 121

Palavras finais 151

Sobre o autor 153

Sobre o CREB – Centro de Reumatologia e Ortopedia Botafogo 155

Agradecimentos

Meus agradecimentos a Helena, companheira e incentivadora, com presença constante e marcante na minha vida, que sempre acreditou em mim e que é minha motivação; aos meus filhos Bruno, Fernanda e Daniela, fonte de inspiração permanente; ao papai (*in memoriam*) e à mamãe, a quem devo o que sou.

Não poderia deixar também de agradecer o apoio e a paciência do pessoal do CREB – Centro de Reumatologia e Ortopedia Botafogo — Natividade, Otília e todos —, assim como à presença permanente de Eduardo Sadigurschi.

Este livro foi escrito com a colaboração direta dos drs. Eduardo Sadigurschi, Sergio Rosenfeld, Clovis Munhoz e Antonio D'Almeida, que fazem parte do *staff* do CREB e sem os quais esta obra não teria sido possível.

■ Introdução ■

Não nascemos para sentir dor

Problemas na coluna são muito comuns em nossa sociedade. Aproximadamente 80 a 90 por cento da população mundial sentiram, sentem ou sentirão dor na coluna vertebral ao menos uma vez na vida. Metade dessas pessoas passará pela experiência de ter problemas na coluna por mais tempo; parte considerável desse grupo sofrerá procedimentos cirúrgicos e aproximadamente dez por cento terão problemas crônicos. Qualquer levantamento sobre gastos com produtividade e cuidados com a saúde referentes a esse tipo de problema aponta gastos de bilhões de reais. Um preço ainda maior, no entanto, é pago por aqueles que perderam a capacidade de participar de suas atividades preferidas. Problemas de coluna podem banir definitivamente da vida de qualquer pessoa simples atividades — como arrumar a casa, assistir à televisão sentado por muito tempo ou brincar com filhos e netos. Em casos mais graves, os problemas de coluna podem interferir nos ainda mais simples atos de vestir-se, andar e realizar sua higiene pessoal, diminuindo aquilo que deve ser nossa busca constante: a qualidade de vida.

A equipe do CREB, da qual faço parte há 30 anos, vem tendo a oportunidade de tratar, acompanhar e conviver com esses tipos de dor e queixas — e está absolutamente certa de que é possível encontrar bem-estar, alívio e cura para a maioria dos problemas da coluna. Uma das maneiras de fazer isso ocorrer é por meio de informação, compreensão e conhecimento do problema de cada um, o que procuramos mostrar neste livro de forma geral.

Apesar das explicações acima, podemos preservar a saúde de nossa coluna evitando nos posicionar de modo errado, como costumamos fazer diariamente. Quase tudo o que fazemos exige o uso da coluna, e os problemas relacionados a ela raramente estão ligados a atividades isoladas. Várias doenças da coluna são conseqüências de fatores como a maneira de se sentar ou deitar, os hábitos alimentares ou o nível de convivência com estresses emocionais em casa e no trabalho.

Mas, justamente por que a vida está cheia de armadilhas para sua coluna, não pense que você nunca mais poderá abaixar-se ou levantar-se do chão. Muito pelo contrário. Sua coluna está apropriadamente projetada para que você se mova, se abaixe e se curve. De fato, movimentos limitados e orientados são os mais saudáveis — o segredo é conhecer esses limites e aprender a viver com eles, o que em nada diminuirá sua qualidade de vida.

Este livro oferece sugestões práticas para diminuir os riscos de problemas na coluna, além de ajudá-lo a encontrar caminhos para aliviar e tratar as dores. A combinação de medidas preventivas e medicação simples ajudará a manter sua coluna saudável, longe da dor. Contudo, este livro não pode, nem deve, tomar o lugar de um médico, que poderá orientá-lo mais especificamente a tratar os vários estágios de uma doença.

Dividimos o livro em cinco capítulos. "Conheça sua coluna", o primeiro, tem o conteúdo de um guia. Nele pode-se aprender sobre o funcionamento e a importância das partes que compõem a coluna, as causas, sinais e sintomas dos problemas mais freqüentes da coluna. O segundo capítulo, "Alívio imediato da dor", descreve algumas medicações simples para o pronto alívio de dores na coluna, ações corretas de primeiros socorros, exercícios, massagens e, finalmente, orienta sobre a gravidade da dor na coluna (alertando sobre quando é necessário procurar um especialista). Em seguida vem o terceiro capítulo, "Sua rotina diária", que discorre sobre os perigos dos exercícios mecânicos praticados cotidianamente, sobre a melhor maneira de prevenir ou reduzir seus efeitos negativos na coluna e sobre dores durante a gravidez. No quarto capítulo, "Exercícios para sua coluna", oferecemos instruções de exercícios para manter a coluna forte e saudável. Finalmente, o quinto capítulo, "Outro estilo de vida", fala sobre a influência da nutrição e do estresse na manutenção da saúde do corpo, longe de dores e desconfortos, bem como apresenta os atuais meios disponíveis para o diagnóstico de problemas e os procedimentos utilizados para o tratamento da coluna vertebral.

■ Capítulo um ■

Conheça sua coluna

■ OS OSSOS DA COLUNA

Em termos simples, sua coluna nada mais é do que um conjunto de ossos alinhados em seqüência no meio das costas. Individualmente, os ossos são chamados de vértebras. Temos 33 ossos no total — 24 vértebras, o sacro (que é, na verdade, a fusão de cinco vértebras) e o cóccix (fusão de quatro vértebras). Cada uma das vértebras está empilhada sobre a outra a partir da altura da nuca.

Quando saudáveis, os ossos da coluna são rígidos e densos — tiram sua força especialmente de dois minerais: o cálcio e o fósforo. A diminuição ou a perda desses minerais devido ao estilo de vida sedentário ou a doenças como osteoporose enfraquecem os ossos, tornando-os mais suscetíveis a fraturas.

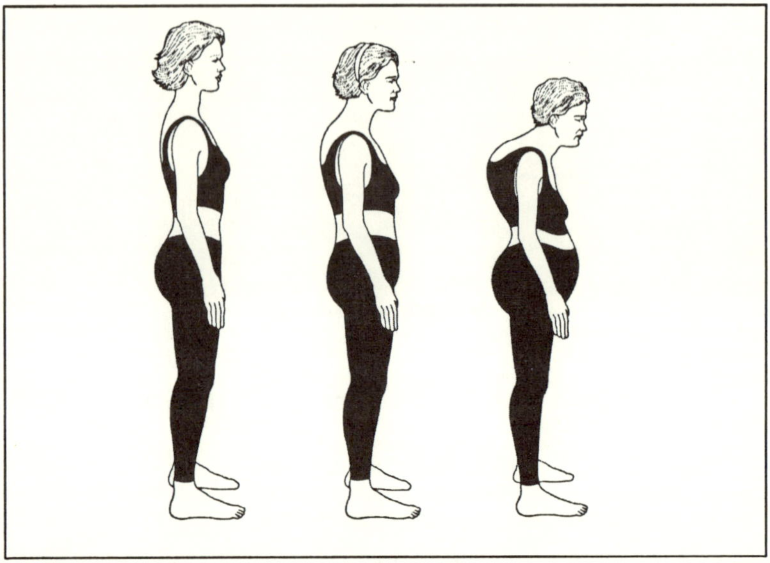

Figura 1.1 – Evolução da osteoporose.

A coluna está dividida em quatro regiões. Partindo do pescoço e descendo até a pélvis, elas são: cervical, torácica ou dorsal, lombar e sacra. Todas trabalham juntas, proporcionando suporte e estabilidade de acordo com o movimento e o peso erguido. Cada nível ósseo tem um orifício que forma um túnel para a passagem de um cordão — a medula espinhal —, que a coluna protege em toda a sua extensão.

No entanto, a coluna é mais do que um tubo protetor. Enquanto ela proporciona proteção e estabilidade, seu desenho permite que o indivíduo se abaixe, gire, dance e mova o corpo em qualquer direção. Os ossos, na verdade, não têm essa qualidade elástica; a flexibilidade da coluna existe graças a estruturas que ficam entre as vértebras: os discos intervertebrais, os ligamentos e os músculos, entre outros.

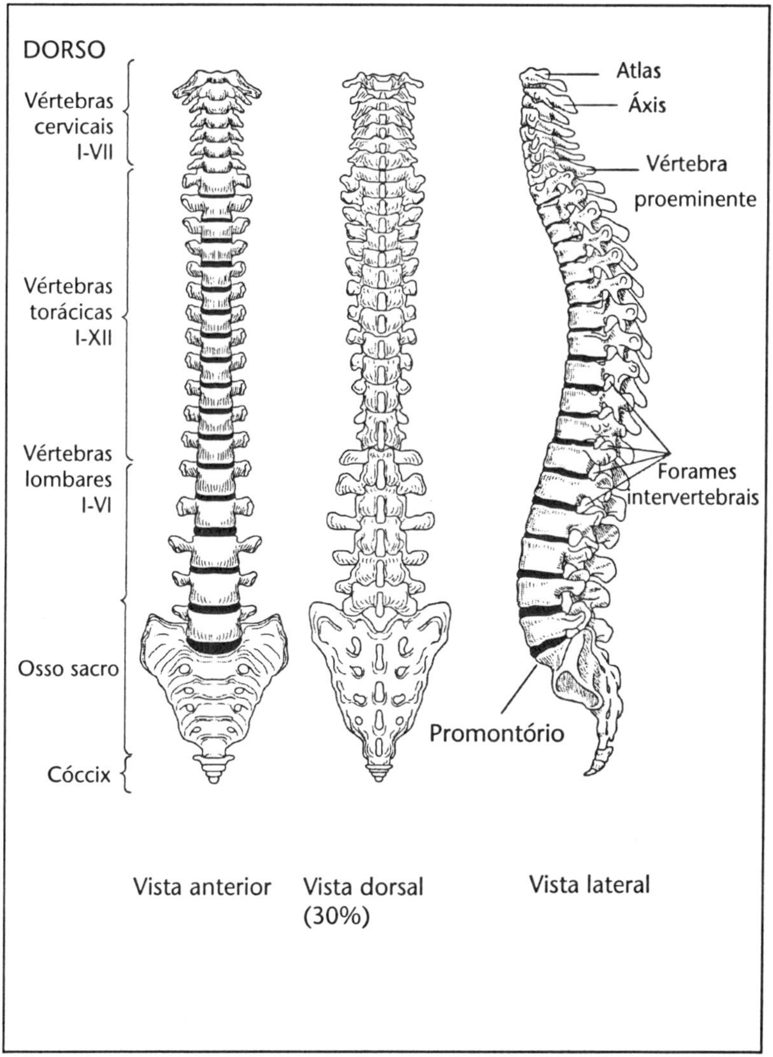

Figura 1.2 – A coluna vertebral vista por três ângulos.

■ DISCOS INTERVERTEBRAIS

Esses discos estão situados entre as vértebras da coluna, criando um espaço que permite a passagem dos nervos pelo canal medular e por outras áreas do corpo. Os discos são anéis resistentes constituídos por fibras elásticas dispostas em forma helicoidal. Se o disco for cortado horizontalmente, pode-se observar algo semelhante a uma cebola partida ao meio. No centro desse anel, existe um tecido fibroelástico, um fluido denso comparado a uma geléia.

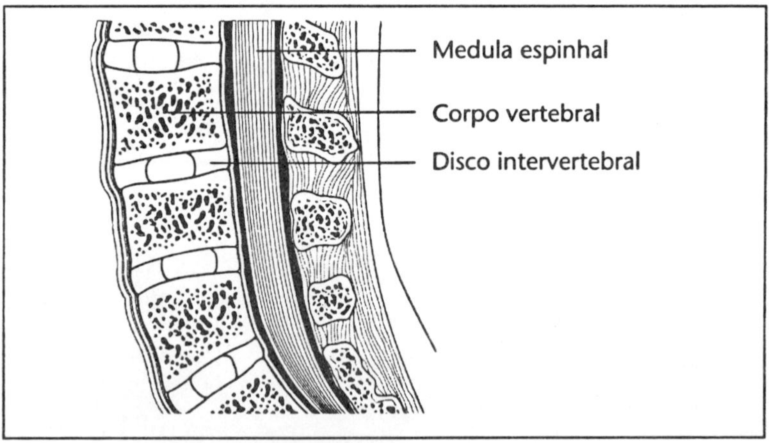

Figura 1.3 – Corte lateral da coluna.

Juntos, os anéis e o fluido denso no interior do disco são responsáveis pela absorção de impacto. Quando saudáveis, eles amortecem a maior parte dos choques sofridos com caminhadas, corridas e até mesmo no ato de se sentar. Toda vez que você se abaixa, se alonga ou se movimenta, ocorrem variações de pressão na área do disco preenchida pelo fluido. Quando moderada, essa alteração de pressão é benéfica para os discos. Para se ter uma idéia, essa pressão é maior quando a pessoa está sentada do que quando está em pé ou deitada. Por isso, muitas pessoas que apresentam dor devido a problemas de disco intervertebral — por exemplo, hérnia de disco —, sentem menos dor quando estão em pé. O excesso do movimento de se abaixar — com as pernas esticadas flexionando a coluna pode danificar o disco intervertebral. Infelizmente, essa é a maneira mais usada pelas pessoas normalmente ao se abaixarem para alcançar objetos. Em algumas situações, sentar-se bruscamente também pode expor os discos a prováveis lesões.

Essas lesões começam no anel mais próximo ao centro do disco (perto do fluido) e progridem na direção dos outros anéis, até chegar ao mais exterior deles. Tal condição é chamada de deslocamento ou hérnia de disco. Para melhor dizer, o fluido começa a vazar por entre os anéis, que tendem a empurrá-lo para dentro do canal medular ou contra os nervos que por ali passam. Se houver o desgaste de todos os anéis, o disco sofrerá rupturas ou hérnias.

Algumas pessoas desenvolvem a chamada doença degenerativa do disco. Tal condição geralmente evolui durante anos. Nesse processo, um ou vários discos ficam desidratados e perdem a função de absorver os impactos

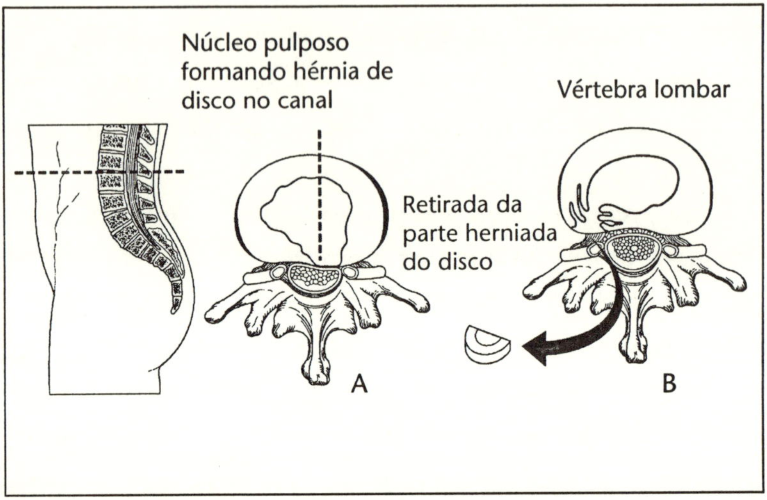

Figura 1.4 – Hérnia de disco. A. Vista da lesão. B. Reparação de um disco herniado.

diários sofridos pela coluna. A idade também tem efeitos sobre a coluna. Um indivíduo com 20 anos tem os discos compostos por 70 por cento de água. Com o passar dos anos, os discos perdem água naturalmente, e a desidratação é um dos motivos da diminuição da altura com a idade.

Os discos se retraem quando sofrem desidratação ou qualquer tipo de sobrecarga. Isso faz com que os ossos se aglomerem, pressionando as cartilagens nos casos de impacto. As cartilagens tendem a se desgastar prematuramente. A perda de altura dos discos também limita o espaço entre os ossos, pressionando os nervos que correm pelo interior da coluna. Esse estreitamento com conseqüente compressão do nervo causa dor localizada ou irradiada. As condições que afetam negativamente os discos podem causar — em estágios avançados — dor, dormência, formigamento, dificuldade e restrição dos movimentos. Essas queixas fazem interromper atividades profissionais, lazer e até mesmo a prática do sexo.

■ LIGAMENTOS

Agregadas aos ossos e discos ao longo da coluna estão estruturas semelhantes a uma corda, chamadas ligamentos. Não tão rígida quanto o osso, mas nem tão macia quanto o músculo, essa faixa de tecido conciso se apresenta em quase todos os tamanhos. Alguns ligamentos são curtos, estendendo-se apenas entre ossos adjacentes; outros são longos e se prolongam por todo o comprimento da coluna.

Os ligamentos têm muitas funções importantes. Eles proporcionam sustentação para a coluna desde a nuca até o cóccix, envolvendo os discos, os ossos e os músculos em seus devidos lugares. Seu papel principal é manter os ossos unidos, permitindo que os movimentos aconteçam sem riscos — sua capacidade de se alongar os torna perfeitamente capacitados para esta tarefa. Quando você se abaixa para alcançar um objeto, esses ligamentos se esticam até o máximo de seu comprimento; eles se tornam tensos, mantendo os ossos "alongados". Essa é uma importante função, porque poupa outras partes da coluna, como os discos, da tarefa de manter os ossos protegidos — uma tarefa perigosa, para a qual essas outras partes não estão designadas nem preparadas.

Os ligamentos também são importantes na postura. Quando eles mantêm normais seu comprimento e flexibilidade, suportam os ossos da coluna, mantendo-os nos seus devidos lugares. Com hábitos posturais incorretos, no entanto, os ligamentos de um lado da coluna podem ser sobrecarregados e, daí, esgarçados. A postura incorreta pode causar dor nos ligamentos. De fato, dores na nuca ou nas costas que não estejam atribuídas a acidentes ou lesões são, quase sempre, sinal de que a má postura está causando lesão nos ligamentos. Quando torcidos, os ligamentos levam longo tempo para voltar ao normal, porque têm baixa irrigação sangüínea.

■ MÚSCULOS

Os músculos são estruturas parecidas com uma corda cheia de fibras, ainda mais elásticos que os ligamentos. Eles possuem a propriedade de estender-se, mas, ao contrário dos ligamentos, também têm a possibilidade de contrair-se. Por isso estão em ação quando você levanta uma xícara de café, lança uma bola ou faz qualquer movimento corporal. Os músculos, retraídos ou estendidos, levam os ossos em diferentes direções para coordenar os movimentos. Quando você se levanta, abaixa, empurra, puxa, carrega ou faz qualquer outra atividade, os músculos estão trabalhando.

Eles também trabalham para manter o corpo se movimentando, mesmo quando o movimento não é desejado. Se, por exemplo, você estiver sentado em uma canoa e ela começar a adernar para a esquerda, seus músculos responderão rapidamente coordenando os movimentos do corpo para o lado direito, para manter o equilíbrio.

Quando condicionados, seus músculos mantêm o vigor, a rigidez e a flexibilidade, permitindo que o corpo se movimente com menor risco de lesão ou dor. Quando trabalham adequadamente, os músculos podem reduzir bastante a carga dos ossos, ligamentos e discos. Ao contrário, quando o músculo perde condicionamento por falta de exercício ou lesão, a tendência é que ele perca tamanho, força, alongamento, flexibilidade, rigidez e vigor.

Mas como eles trabalham? Basicamente, quando você deseja se mover, seu cérebro manda uma mensagem através dos nervos até o músculo correto. Quando essa mensagem chega a ele, elementos químicos provocam sua reação. Como estão intimamente ligados, a retração do músculo impulsiona os ossos. Se a intensidade da retração for grande o suficiente, o osso e, por conseqüência, o corpo ganharão movimento. Para se estender ou relaxar e retornar à posição inicial o músculo precisa de energia. Se o músculo queimar muita energia, ou se tornar fatigado, ele não conseguirá relaxar e voltar a seu comprimento original. O resultado pode ser o que normalmente se chama tensão muscular. Conforme seu uso, os menores músculos localizados nas costas podem ficar cansados e contraídos. Quando eles se contraem, os ossos também ficam mais tensos do que o normal; essa contração pode causar dor nas costas e limitar a capacidade de movimento. Na verdade, a maioria dos casos de dor nas costas está relacionada à tensão e à falta de condicionamento muscular, que tornam os músculos cansados, fracos e encurtados.

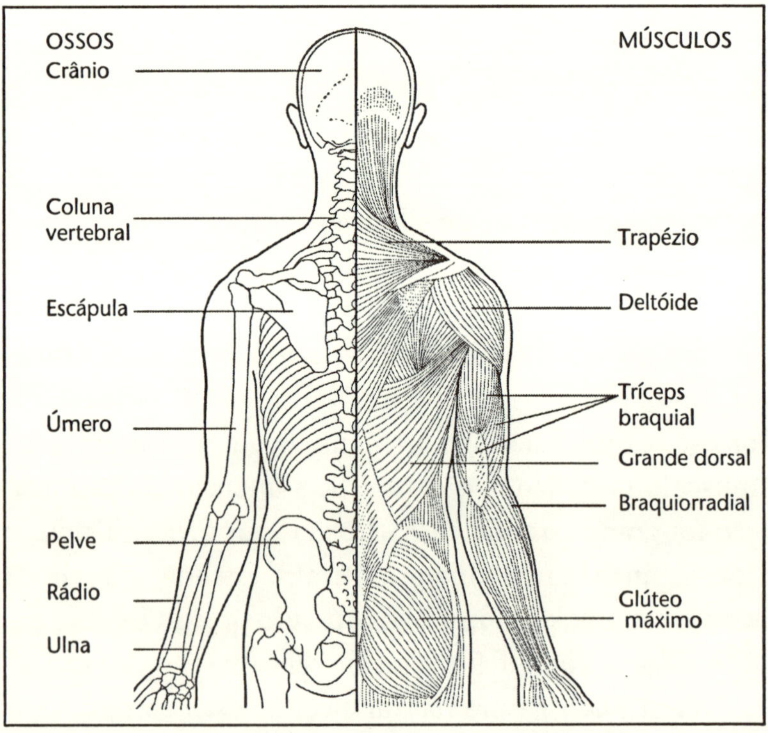

Figura 1.5 – O corpo humano: juntando ossos e músculos.

Em outras palavras, o músculo cansado resulta em dor nas costas. Mas se essa condição é continuada dia a dia, ano a ano, a coluna pode sofrer um desgaste mais rápido do que o usual. Músculos que não estão fortes e alongados sofrem lesões mais facilmente. Com sorte, a lesão será apenas de forma tensional, da qual o músculo tem condições de recuperar-se. Infelizmente, os músculos podem ser danificados de forma mais séria. A boa notícia é que os músculos, devido à farta irrigação sangüínea que recebem, tendem a se restabelecer muito mais rapidamente que os ligamentos, por exemplo.

■ ARTICULAÇÕES

A maioria dos ossos da coluna possui quatro articulações: os pontos intermediários que os ligam aos outros ossos. Localizadas ao longo dos ossos, do lado externo da vértebra, essas superfícies entram em contato direto com as outras vértebras localizadas acima ou abaixo desta. Sua função é guiar, proceder e restringir os movimentos dos ossos da coluna.

Para se ter uma noção de como essas articulações trabalham, imagine uma porta com mola de segurança. Ao abrirmos, mesmo com força, ela retornará lentamente até fechar. Na sua coluna, os ossos se movem o máximo permitido pelas articulações.

Por exemplo, se você estiver de pé, colocar as mãos no quadril e se abaixar com a coluna ereta ao máximo, são essas articulações que permitirão que você faça o movimento de volta. O mesmo acontece se você movimentar o pescoço ou as costas o máximo possível para a direita ou para a esquerda.

A superfície dessas articulações, quando saudáveis, é relativamente densa, rígida e ágil. Esta combinação permite que os ossos se movimentem facilmente e sem causar dor. No entanto, se as articulações estiverem comprimidas, lesadas, levemente deslocadas ou em mal condicionamento físico, sua superfície fica fina, mole e um pouco pegajosa. O resultado desse quadro é a dificuldade de movimento e a possível progressão da dor.

Se não houver intervenção, esse processo poderá se tornar crônico, facilitando a degeneração e o desenvolvimento do osteófito — também conhecido como bico-de-papagaio —, que pode ser doloroso e, em alguns casos raros e avançados, chega a requerer cirurgia. Contudo, a dor relacionada às articulações nem sempre é considerada grave. Até mesmo quem fica de pé por muito tempo pode sofrer de dor nas costas. Nessa posição, as articulações da coluna são comprimidas pelo efeito da gravidade e pelo próprio peso do corpo, o que gera dor em pequena escala mesmo nas pessoas que têm uma coluna considerada saudável.

■ NERVOS

Nenhuma discussão sobre coluna está completa se não falarmos sobre o sistema de mensagens do corpo: os nervos. Em termos gerais, o sistema nervoso é equivalente à instalação elétrica de uma casa. A instalação leva

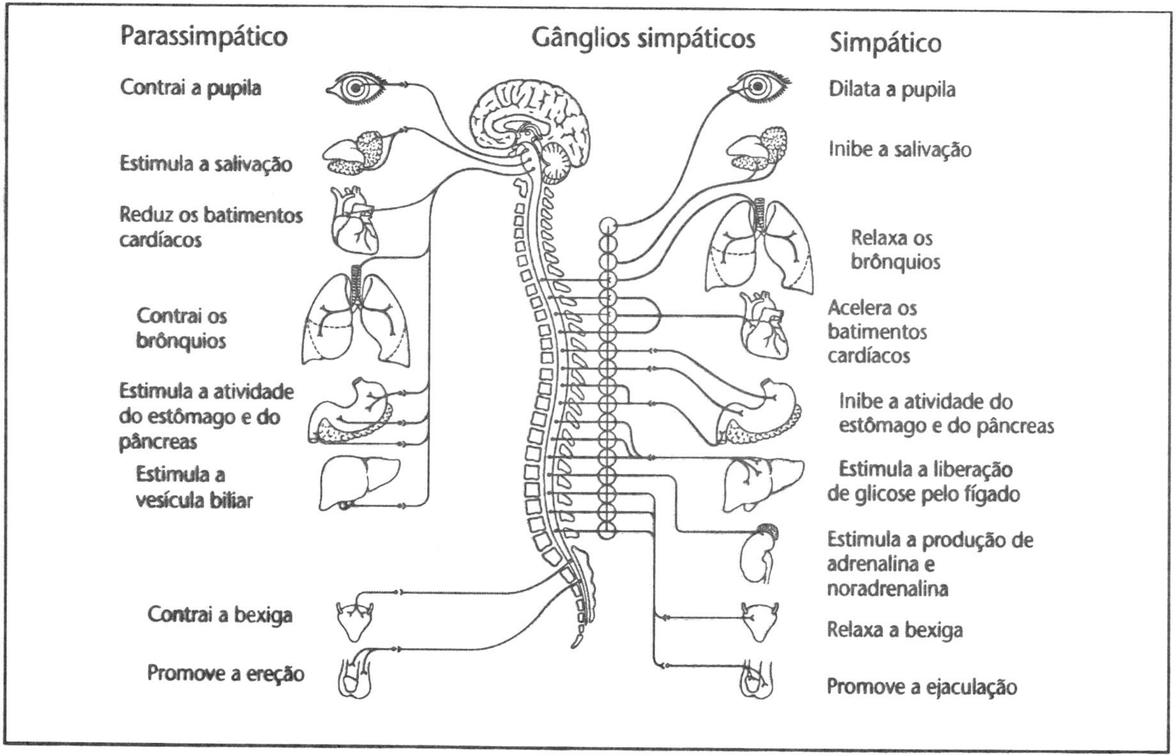

Figura 1.6 – Distribuição de ligações nervosas.

energia até os cômodos. Os nervos transportam energia — em uma quantidade extremamente menor — às diferentes partes do corpo.

As ligações nervosas começam no cérebro, que é o centro de comando do corpo, e prolongam-se pela coluna. O cordão medular, ou simplesmente medula, é a principal via elétrica do corpo. Todos os sinais enviados pelo cérebro são conduzidos por esse cordão até as ramificações nervosas espalhadas em cada parte do corpo.

O cérebro monitora o que acontece no corpo e envia mensagens — com estímulos de energia — através dos nervos. As diversas partes do corpo também participam desse processo ao enviarem mensagens sobre suas condições. A resposta é constituída por importantes sensações como pressão, calor, frio, movimento e, a pior delas, dor. Se o nervo for lesado, a comunicação fica interrompida, o que pode ocasionar vários problemas nos órgãos que aguardam instruções ou que necessitam enviar mensagens sensitivas.

Como vimos, a medula é fundamental para o funcionamento de todo o corpo. Todas as sensações e todos os órgãos, desde o pescoço até os dedos dos pés, contam com essa linha de comunicação. As outras estruturas da coluna (ossos, músculos e ligamentos) poderão proteger esse caminho se estiverem devidamente condicionadas. Por outro lado, a má postura pode diminuir sua capacidade de proteção. De fato, algumas lesões ou esforços de músculo ou disco podem afetar a própria coluna, agredindo o nervo. E nervos danificados não são apenas incômodos; causam dor, formigamento, dormência e diminuição de força.

■ A ESTRUTURA COMPLETA

Toda a estrutura da coluna e os tecidos que a envolvem trabalham juntos para permitir movimentos. Esse sistema

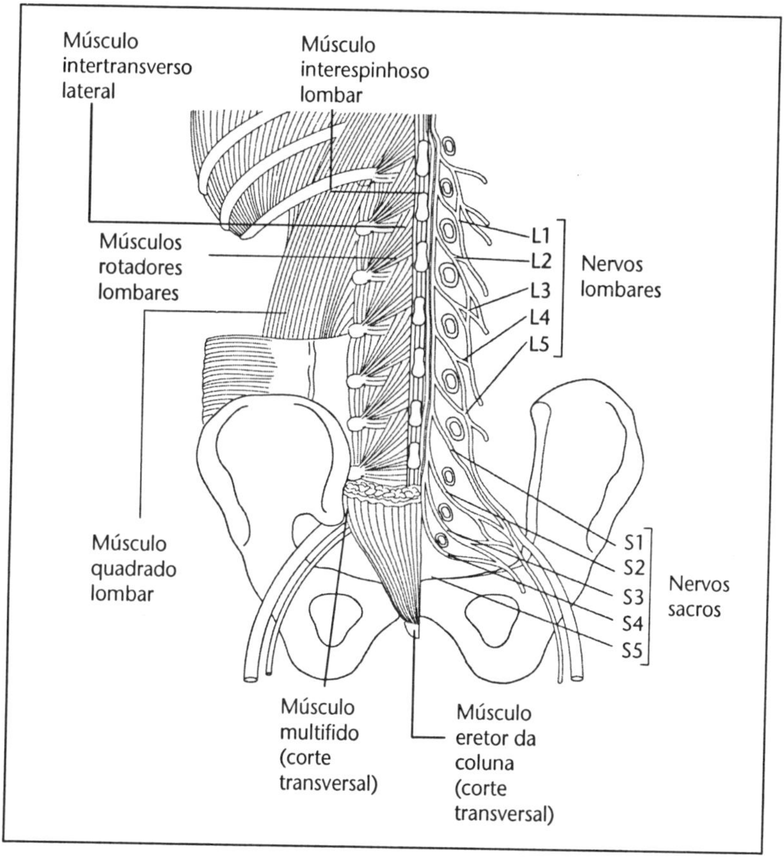

Figura 1.7 – Tecidos muscular e nervoso.

é complexo, com funções igualmente complexas. Ele não permite apenas que suas costas suportem o peso do corpo e carreguem sinais nervosos vitais como possibilita também a execução de vários movimentos ao mesmo tempo.

Apesar de sua versatilidade, a coluna fica melhor acomodada em determinadas posições do que em outras. Especificamente, ela fica mais confortável quando esticada, quando suas curvas estão alinhadas. Sentado ou em pé, quanto mais alinhada estiver a coluna, melhor.

Fazer movimentos moderados é o mais saudável. Limitar a curvatura em 30 graus é uma atitude segura. O mesmo serve para o giro do tronco; quanto menor for a rotação para cada lado, melhor. Um lembrete: ficar durante muito tempo na mesma posição pode acarretar desgaste físico, cujo principal afetado é a coluna. Certamente, o pior que você pode fazer por sua coluna é combinar séries de exercícios de curvaturas dos joelhos esticados ou torções súbitas do tronco para alcançar um objeto pesado com os braços esticados, principalmente se de forma brusca.

A coluna beneficia os movimentos porque serve como amortecedor de diversos níveis de estresse. Exercícios apropriados alongam, lubrificam, fortalecem e enrijecem a coluna, ampliando sua resistência à força da gravidade. Os benefícios aumentam se os exercícios forem regulares. Por outro lado, o excesso de exercício também pode trazer problemas. Isso geralmente acontece devido à sobrecarga de movimentos que podem causar fadiga ou lesões em alguns tecidos da coluna.

Geralmente, só damos a atenção necessária à nossa coluna quando ela reclama, nos lembra da sua existência. Quanto ao tipo, intensidade, característica e descrição, a percepção da dor e do desconforto varia de pessoa a pessoa e pode se manifestar de várias formas:

- dor de cabeça com pressão atrás dos olhos;
- dor com o movimento da cabeça para o lado;
- dor de cabeça como se um cinto a apertasse;
- dor e/ou sensação de desconforto como se um capacete estivesse apertando a cabeça;
- queimação no pescoço;
- queimação nos ombros, irradiando para trás do pescoço;
- dor nas costelas, como uma fisgada, quando há tosse ou esforço;
- sensação de compressão no tórax, dificultando uma inspiração profunda;
- dormência e formigamento em braços e/ou mãos;
- sensação de edema nas mãos, principalmente pela manhã (mãos inchadas ao acordar);
- endurecimento e/ou dificuldade de movimentos da cintura ou do dorso;
- dor, desconforto ou queimação na região lombar e/ou nas nádegas;
- dor aguda na coluna lombar;
- dor como uma faísca elétrica irradiando-se da coluna lombar para a nádega, perna e/ou pé;

- dormência e/ou formigamento nas pernas e pés;
- dor ou dormência nas pernas ao subir escada, necessitando parar a marcha;
- diminuição da força muscular;
- claudicação ao andar;
- tonteira, zumbido no ouvido, lacrimejamento.

Há, certamente, muitas outras manifestações. Na realidade, todos esses sintomas envolvem a coluna cervical (pescoço) e a coluna lombar ou se originam nelas. Qual é a razão de sentirmos essas dores?

Se considerarmos as estruturas da coluna e a forma como usamos e abusamos dela, não será difícil buscar explicações. Geralmente, os sintomas não aparecem de uma hora para outra. As causas desenvolvem-se gradativamente, começando com pequenos abusos e/ou má postura, prática inadequada de exercícios, alimentação inadequada e negligenciamento. Infelizmente, nem sempre é possível reconhecer ou valorizar os sinais ou sintomas iniciais do problema, especialmente porque são sentidos e entendidos de forma muito distinta entre as pessoas.

■ Capítulo dois ■

Alívio imediato da dor

Algumas causas de dor na coluna podem se apresentar isoladamente ou associadas a outros fatores.

- A má postura é seu pior inimigo. A maioria dos casos de dor se deve ao uso indevido da coluna. A má postura causa tensão da coluna e a torna mais vulnerável às lesões.
- Problemas mecânicos também são causadores de dor. Essas alterações podem ser notadas já na adolescência e logo tratadas, prevenindo problemas da coluna, melhorando a qualidade de vida futura (menos dor, melhora da estética postural etc.). Esses problemas são:

  — Hiperlordose: aumento da curva da coluna lombar, bumbum arrebitado.

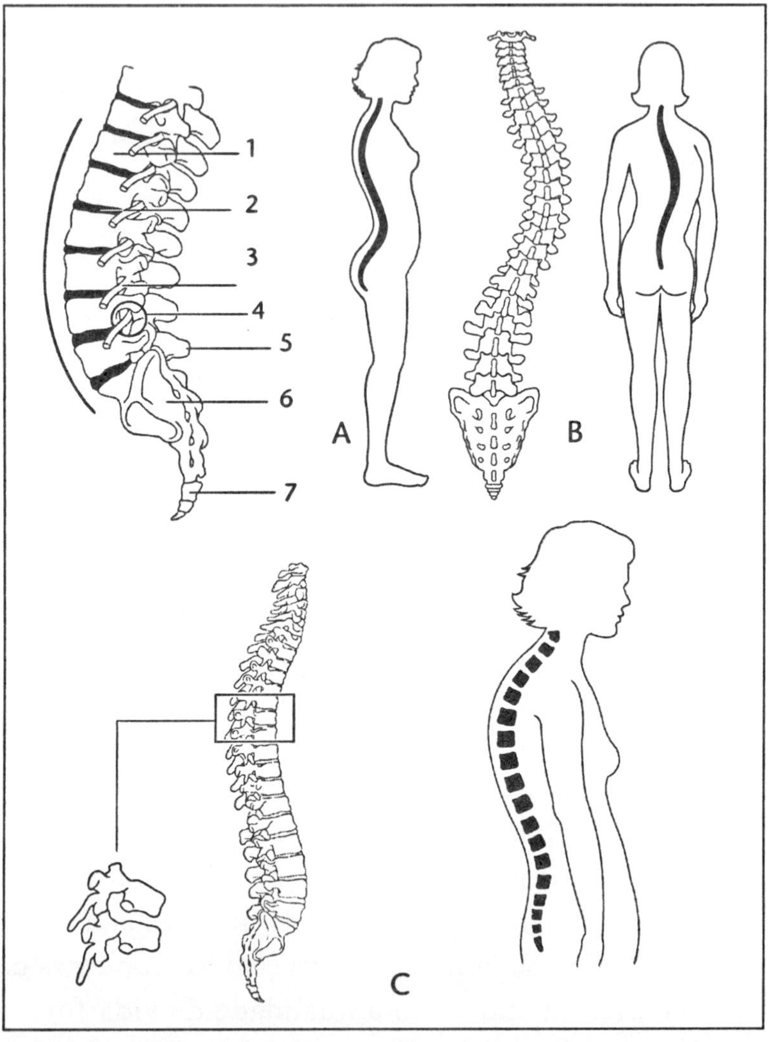

Figura 2.1 – A. Hiperlordose. B. Escoliose. C. Hipercifose, também conhecida como "corcunda". 1) Corpo vertebral lombar. 2) Disco intervertebral. 3) Raiz nervosa. 4) Forâmen de conjugação. 5) Apófise espinhosa. 6) Sacro. 7) Cóccix.

— Hipercifose: aumento da curva ântero-posterior da coluna dorsal (corcunda).

— Escoliose: desvio lateral da coluna. Escolioses de até dez graus de angulação ocorrem em dois a três por cento da populacão, principalmente em mulheres.

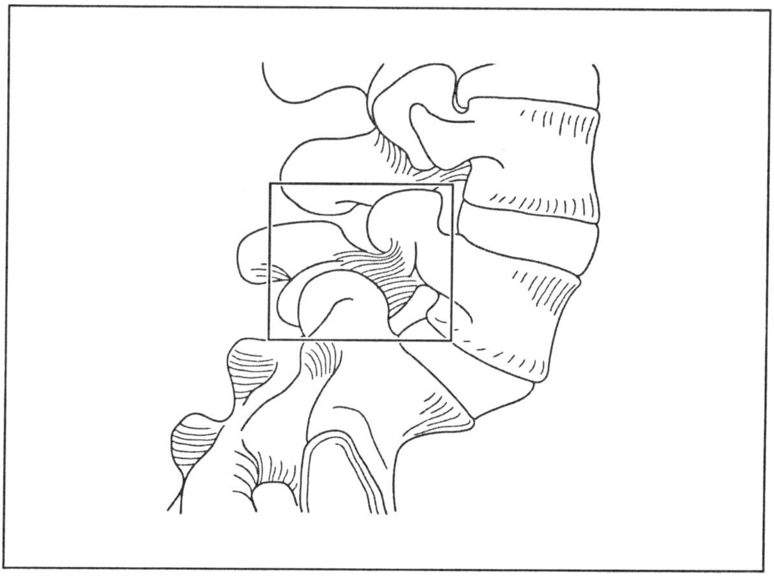

Figura 2.2 – Espondilolistese.

- Desigualdade superior a 1,5 centímetro no comprimento dos membros inferiores também pode ser causa de dor.
- A espondilolise, que afeta cinco por cento da população adulta, é a rotura das estruturas que ligam

uma vértebra a outra, decorrente do constante esforço realizado pela coluna lombar.

- A espondilolistese ocorre quando o corpo vertebral desliza para a frente, desalinhando-se em relação ao corpo vertebral que está abaixo.
- Problemas musculares, como flacidez e pouca resistência, por exemplo, dificultam a sustentação da coluna, provocando tensão muscular e sobrecarga sobre as outras estruturas que a fazem manter-se ereta.
- Subluxações da coluna geralmente são resultado de atividades comuns executadas incorretamente, como abaixar, levantar objeto ou peso, ficar de pé ou sentar. Pode também ocorrer por acidente ou na prática de esportes. A formação de bons hábitos pode ser uma boa prevenção para essas torções. Para tratamento existem métodos de ajuste da coluna com ótimos resultados.
- A hérnia de disco também é causa de dor intensa e de incapacidade física. Quando o disco "desliza ou escorrega" e comprime uma terminação nervosa, gera dor. A dor pode ser localizada ou irradiada, causando, às vezes, sensação de desconforto, queimação, formigamento, dormência, alteração da sensibilidade, perda de força na região do nervo afetado (por exemplo, a ciática). Tratamentos clínicos alcançam excelentes resultados em quase todos

os casos de hérnia de disco, dispensando o uso de cirurgia.

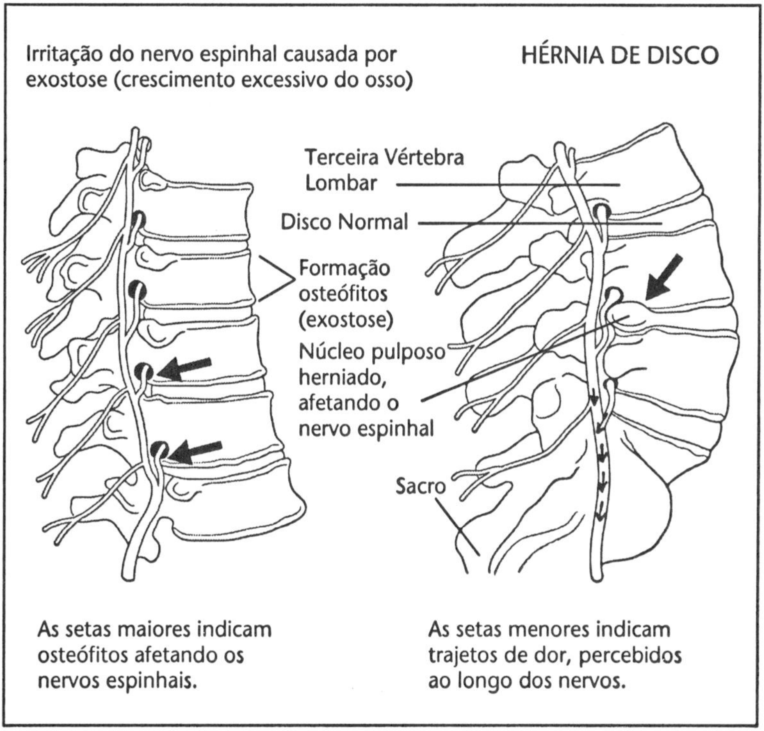

Figura 2.3 – Disco herniado com osteófito.

- A artrose é um processo degenerativo da coluna que acomete as vértebras e o disco intervertebral em diferentes intensidades. A artrose e o desalinhamento dos corpos vertebrais podem causar redução do diâmetro e conseqüente estreitamento do canal medular vertebral, levando a dor, sensação de dormência, formigamento, claudicação e diminuição de força nas pernas. A boa qualidade da musculatura, assim como uma boa postura, reduzem a possibilidade de dor.

- Entre as causas metabólicas, as mais comuns são a osteoporose e o hiperparatireoidismo, decorrentes da baixa densidade da massa óssea. A osteoporose é muito comum especialmente entre mulheres na menopausa. Pode causar dor pelas alterações mecânico-posturais dela decorrentes, diminuição da altura e mesmo fraturas das vértebras. É uma doença de fácil diagnóstico pela densitometria óssea, podendo ser prevenida e tratada com excelentes resultados.
- Entre as causas inflamatórias, têm destaque as espondiloartropatias soro-negativas, como a espondilite reumatóide, a síndrome de Reiter, a espondilite psoriásica e a espondilite associada a doença inflamatória intestinal (doença de Crohn, retocolite ulcerativa e doença de Whipple). Esse grupo acomete, em geral, pessoas geneticamente predispostas.
- Nas causas infecciosas, microorganismos (por exemplo, o da tuberculose) chegam à coluna vertebral por via hematogênica, linfática ou por contigüidade, ocasionando discite, que é a inflamação do disco, e posterior infecção nas vértebras.
- Tumores benignos ou malignos. Os malignos podem ser primários da própria coluna ou secun-

dários, oriundos de outros locais, como por exemplo da próstata, mama, pulmão ou intestino.

- A fibromialgia é outra causa freqüente de dor na coluna vertebral. Trata-se uma doença de longa evolução, não inflamatória, caracterizada por queixas de dor músculo-esquelética difusa (ou seja, dor em vários músculos, tendões e articulações, incluindo a coluna vertebral) e que acomete dois a cinco por cento da população mundial, principalmente mulheres com idade entre 30 e 60 anos. Está associada a insônia, fadiga, desânimo, depressão, sono não reparador, dor de cabeça freqüente, alteração do ritmo intestinal, entre outras queixas. Já bem conhecida, a fibromialgia pode ser tratada com bastante sucesso a partir de programas abrangentes.
- Tensões e dificuldades emocionais da vida diária têm muita relação com as dores na coluna. Preocupações por motivos econômicos, profissionais, pessoais ou familiares podem causar contração da musculatura da coluna. Por isso, o ideal é que o tratamento de queixas relacionadas à coluna vertebral seja feito de forma individualizada, ouvindo-se todas as dificuldades e carências de cada paciente. Nós, médicos, também temos alma e sentimentos, e o entendimento desses fatores nos facilita a compreensão e a busca do melhor modo de se tratar e solucionar as dores.

O homem nasceu para viver bem, feliz e sem dor. Qualquer que seja a causa de dor na coluna vertebral, é fundamental o diagnóstico preciso e a valorização da dor do paciente, considerando-se sempre seus sentimentos, suas angústias e ansiedades, enfim, compreendendo suas necessidades e sua alma.

■ DESCANSE SUA COLUNA

Até mesmo simples atividades requerem algum esforço de suas costas. Quando o esforço é excessivo, elas podem causar problemas, pois suas costas podem não estar preparadas para sobrecargas. Muitas vezes, os músculos se encarregam desse esforço, o que tem como resultado a tensão.

Quando tensionados, os músculos merecem uma chance de relaxar e tentar uma recuperação. Para isso, encontre uma posição confortável que permita o descanso de suas costas. A melhor posição para alguém com a coluna lesada ou com dores é deitar-se de barriga para cima ou de lado, com as "curvas" do corpo sustentadas nas suas posições normais. Tente deitar-se em uma superfície firme, de preferência em colchão de espuma ou colchonete com densidade apropriada e que respeite as curvas naturais da coluna. Coloque dois travesseiros sob os joelhos. Se a posição for de lado, coloque um deles no colchão (ou outra surpefície) e o outro entre os dois joelhos. Para maior conforto, dobre uma toalha de rosto e coloque-a embaixo do pescoço para relaxá-lo e preencher o espaço entre a coluna e a superfície onde a cabeça está apoiada.

■ APLIQUE GELO PARA DIMINUIR A DOR

Logo após uma lesão na coluna, em uma tentativa para sanar o problema, o organismo provoca o aumento da circulação sangüínea no local. Mesmo sendo o edema conseqüência normal do processo de reação à agressão sofrida, o excesso de inflamação pode agravar a dor e aumentar o período de recuperação. Aplicar compressas de gelo imediatamente após a tensão tende a diminuir o processo inflamatório, além de acelerar a melhora e oferecer efeito analgésico.

O gelo deve ser usado — em substituição às compressas quentes — nas primeiras 24 a 36 horas após a lesão. Banhos quentes ou outros recursos populares, como pomada de cânfora, causam mais conforto do que o gelo, mas o tratamento quente dificulta a circulação sangüínea, aumentando a inflamação, causando mais dor e, geralmente, dificultando a recuperação.

No entanto, também é necessário ter cuidados com as compressas geladas. A aplicação incorreta de gelo pode queimar a pele e ser prejudicial. Para aplicar corretamente uma compressa, molhe uma toalha com água, torça e coloque-a rapidamente em volta de cubos de gelo. Aplique a toalha sobre a área tensionada da coluna por não mais que 12 a 15 minutos.

Se não for possível usar uma toalha, deixe um copo de papel com água dentro do congelador. Após a formação de gelo, encoste o copo aos poucos na região lesada.

Faça movimentos circulares contínuos, sem permitir que o gelo permaneça muito tempo sobre o mesmo lugar. Outro método é colocar cubos de gelo em um vasilhame plástico antes de aplicá-lo. Para aumentar os benefícios da compressa, repita a operação de hora em hora nas primeiras 36 horas. Estas dicas podem ajudar a minimizar o edema e a reduzir relativamente a dor.

■ COMPRIMA A ÁREA

Além da aplicação de gelo, a compreessão da área também pode acelerar a recuperação. Comprimir os músculos proporciona um suporte temporário para a área lesada, além de facilitar os movimentos e de oferecer

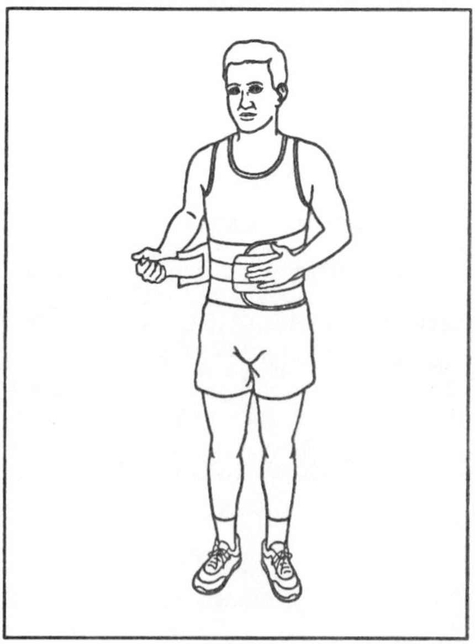

Figura 2.4 – Uso de faixa/cinta lombar com pressão.

um pouco mais de conforto. Experimente usar uma faixa com pressão. Coloque-a em volta da cintura e certifique-se de que não esteja muito apertada. Esta técnica também pode ser usada colocando-se uma bandagem elástica sobre a aplicação de gelo, por não mais do que 15 minutos. Existem também no mercado faixas e cintas, algumas com barbatanas firmes, que ajudam bastante, mantendo a coluna descansada e protegendo-a contra movimentos excessivos.

■ SAIBA QUANDO PROCURAR UM MÉDICO

Músculos tensos e contraídos podem ser bastante agressivos e outros tecidos da coluna também podem sofrer lesões. Ligamentos podem sofrer rupturas e, é claro, os discos podem ser comprimidos, desgastados e mesmo herniados. É importante identificar quando as lesões na coluna requerem mais do que o uso de métodos caseiros de alívio da dor.

Após uma lesão, o corpo apresenta reações naturais, às vezes com diversos sintomas, entre eles a dor. Se após dois ou três dias de repouso a dor nas costas não ceder, você deve procurar uma clínica de reumatologia e ortopedia. Algumas vezes, quando parte dos tecidos da coluna está lesada, acontecem espasmos musculares que comprimem os vasos sangüíneos. Esses espasmos podem causar dores fortes e dificultar movimentos simples, como os atos de se sentar, levantar ou andar. Muitas vezes, a única maneira de relaxar espasmos intensos é com assistência médica.

Outros sintomas são a perda de controle intestinal ou da bexiga, entorpecimento, formigamento, dormência, falta de sensibilidade, outros sinais similares que o impossibilitem de erguer braços, pernas ou quadril, ou ainda queimação nos pés, mãos, dedos e joelhos. É a hora de procurar um médico, que será capaz de oferecer orientações e medicamentos para a redução e solução do seu problema.

Se você já teve algum desses sintomas, procure sua clínica de reumatologia e ortopedia. Lesões sérias, quando não tratadas ou tratadas incompletamente, podem se tornar perigosas, aumentando os danos, algumas vezes de caráter irreparável. O simples aparecimento desses sintomas não indica necessariamente um caso grave, que requer tratamentos complexos.

A diferença entre ingerir medicamentos por conta própria e prescritos por um médico está na escolha adequada da medicação, da dosagem, ou quantidade da droga em cada cápsula ou comprimido, e na hora adequada de tomá-la. A quantidade indicada pelo seu médico é a ideal e mais adequada. Usar medicação sem indicação correta aumenta os riscos de efeitos colaterais indesejáveis como indigestão, azia, queimação na região do estômago, dor abdominal, gastrite, úlcera, diarréia, sangramento intestinal, anemia, coceira, urticária, asma, zumbido no ouvido, tonteira e palpitação, entre outros.

■ ALTERNE COMPRESSAS GELADA E QUENTE PARA TRATAR A DISTENSÃO

Como já foi dito, os músculos podem sofrer espasmos ou ficar enrijecidos como resultado de uma lesão na coluna, causando dor. Músculos tensos e articulações inflamadas respondem positivamente à aplicação de compressas quentes porque o calor, após o período agudo, funciona como relaxante muscular, diminuindo a dor e a tensão.

A aplicação dessas compressas relaxa pequenas distensões musculares e, por extensão, outros tecidos, facilitando os movimentos. No entanto, é bom atentar que em uma lesão aguda não se deve usar o calor antes de passadas 24 a 36 horas, devido à complicação do edema e à demora da recuperação. Nesse período, gelo é a melhor alternativa, que pode ter seu uso estendido para os casos de distensão muscular. A compressa gelada funciona um pouco diferente da quente, ela tende a anestesiar a dor nos músculos inflamados, permitindo esticá-los e relaxá-los.

O uso de compressas quente e fria deve sugerir uma preferência pessoal, e você deve experimentar para ver qual delas se encaixa melhor ao seu problema. Tente descobrir aplicando gelo ou calor por dez ou 15 minutos e, ao alongar a coluna, observe se a dor diminuiu. É preciso ter cuidado para não alongar demais. O alongamento excessivo pode piorar o problema, causando dor e, provavelmente, nova lesão. Para alongar corretamente, tente esticar a coluna tensionando-a levemente, sem que sinta qualquer dor. Mantenha a posição por dez segundos. Relaxe, volte à posição normal. Repita por mais duas ou três vezes, suavemente.

Seus músculos são como molas. Eles tendem a se estender com facilidade se você o fizer corretamente, mas só retornam ao normal em algumas horas. Por isso é preciso repetir o exercício durante o dia. Finalmente, se os sintomas de dor persistirem, interrompa as atividades e consulte um médico.

■ EVITE ATIVIDADES PREJUDICIAIS

O corpo inicia um processo de reparo tão logo acontece uma lesão. Você pode ajudar esse processo evitando atividades nocivas que possam piorar a saúde de sua coluna. Dependendo do grau da lesão, algumas atividades podem ser estressantes para a coluna já com algum tipo de inflamação. Em fase de recuperação, você deve evitar ou, pelo menos, reduzir o ritmo de determinadas atividades.

Deve-se evitar, principalmente, atividades que causem estresse físico, como cavar, abaixar-se, levantar-se e girar o corpo. Carregar ou descarregar as compras do carro pode agredir rapidamente a coluna, mesmo quando não estão muito pesadas. Na mesma linha de raciocínio, tenha cuidado ao pegar crianças no colo. Esse ato é considerado esgotante para uma coluna não muito saudável. Portanto, você não deve se arriscar.

Você também deve ter cuidado com algumas atividades não diretamente relacionadas com dor e estresse da coluna. Nem todo movimento perigoso traz um aviso prévio. Um exemplo é a tarefa de usar o aspirador de pó. Ela pode ser desgastante porque causa rotação da coluna — movimento para o qual uma coluna lesada não está preparada. Ações como estender roupa também podem causar lesões ou aumentar a dor.

Assim que sua coluna começar a se recuperar, reintroduza na sua rotina essas atividades, gradualmente. Mas lembre-se: o restabelecimento da extensão de sua coluna leva tempo. Por isso, não abuse.

■ PRATIQUE BOA POSTURA

Sofás e cadeiras reclináveis parecem bastante confortáveis. No entanto, apenas alguns desses móveis são projetados para proporcionar real conforto à coluna. Sempre que você for se sentar, tente não fazê-lo bruscamente. Não se jogue, sente-se. Má postura, assim como sentar-se subitamente, pode causar alto nível de estresse nos músculos, ligamentos e discos. Essa situação pode dificultar sua recuperação e agravar a dor. Escolha posturas e posições que permitam o alinhamento das curvas da coluna. Coloque uma toalha, do tamanho de seu antebraço, enrolada na região lombar para preencher a curvatura. Se ficar desconfortável, faça menos dobras na toalha. Lembre-se de apoiar também o pescoço.

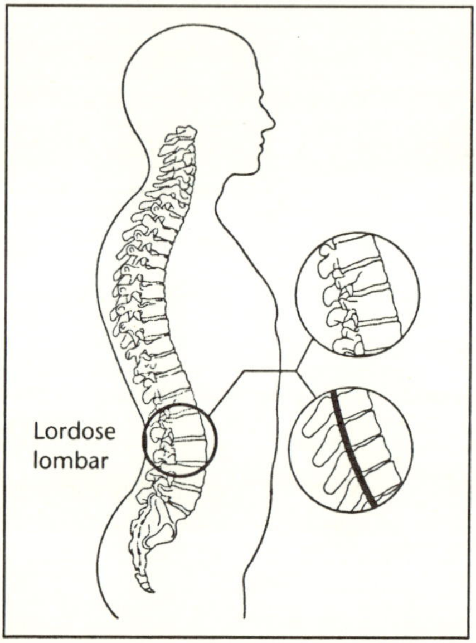

Figura 2.5 – Preencha as curvas da coluna.

■ MASSAGEM: UMA OUTRA OPÇÃO

Os músculos funcionam como o motor de um carro. À medida que trabalham, eles acumulam substâncias que precisam ser removidas, assim como o exaustor de um motor. Se tais produtos não forem removidos imediatamente, os músculos não terão bom desempenho. Além disso, a concentração dessas substâncias pode causar cãibras, espasmos e dor.

Uma leve massagem ajuda a relaxar os músculos tensos, facilita a circulação de sangue nos vasos e elimina as substâncias inúteis, permitindo que os músculos trabalhem normalmente reduzindo a dor e a rigidez. O uso de loções que contenham agentes como mentol pode aumentar a sensação de conforto; consulte as recomendações da embalagem.

■ MOVIMENTE-SE

Mesmo sendo importante descansar a coluna lesada, o excesso de repouso pode piorar o quadro. Vamos supor que você tenha machucado a coluna e decidido permanecer deitado. Sua decisão só é válida se for por um curto período: algumas horas ou, no máximo, dois dias. O repouso permite que sua coluna se restabeleça. No entanto, a falta de movimentos também pode trazer danos.

Depois de dois dias sem exercícios, mesmo músculos saudáveis perdem elasticidade e flexibilidade — é o começo da atrofia. Se houver imobilização por longo tempo, o perigo de atrofia se agrava. Mas os músculos não são os únicos que sofrem. O movimento é vital para outras estruturas da coluna.

Embora sua coluna necessite de um curto período de descanso, é importante mudar de posição ou até mesmo caminhar. Quando você se movimenta, os discos intervertebrais recebem o suplemento sangüíneo dos ossos que estão acima e abaixo deles. Ossos sem ação podem se tornar fracos e quebradiços. Em resumo, o movimento sustenta sua coluna; a falta dele causa fraqueza e reduz seu comprimento.

Enquanto está sentado ou deitado, tente praticar algum exercício que exija leves movimentos das mãos ou dos braços, como tricotar. O uso dos braços, das mãos e dos pés, por menor que seja, ajuda a fortalecer sua coluna.

Se houver limitações, aumente o espaço entre uma caminhada e outra e prefira atividades leves. Tenha cuidado especialmente com os atos de levantar e abaixar, utilize cintas protetoras para a coluna lombar, o que facilitará suas atividades diárias. Gradualmente, você verá progressos nessas atividades, sem sobrecarregar sua coluna.

■ Capítulo três ■

Sua rotina diária

■ DURMA EM UMA BOA CAMA

No dia-a-dia, muitas atividades podem agredir sua coluna, algumas sem que você sequer desconfie. Em pequena escala, essas atividades resultam em leves dores; mas, em larga escala, podem causar sérios problemas de coluna. Por exemplo, cerca de um terço de sua vida você passa deitado. Mesmo assim, algumas pessoas nunca associaram as dores que sentem nas costas ao acordar ao tipo de cama onde dormem ou à posição em que ficam durante a noite. Há quanto tempo você dorme na mesma cama? Uma cama não pode ser considerada boa apenas se você coloca lençóis de seda sobre o colchão.

Vários casos de dor nas costas relacionados a maus hábitos estão ligados diretamente ao tipo de colchão usado durante a noite, especialmente quando muito mole.

Nem mesmo um estrado firme costuma funcionar se o colchão for muito mole, pois não oferece suporte suficiente à coluna.

Tudo de que você precisa é firmeza e respeito com as curvas fisiológicas (normais) de sua coluna. Muitas pessoas gostam de deitar-se no chão acarpetado por ser mais firme. Pode até funcionar, em alguns casos, mas o ideal é um colchão projetado adequadamente para seu peso e altura, com uma espuma de densidade específica para você. Trata-se de um investimento lucrativo no longo prazo, pois uma cama bem projetada pode eliminar despesas com tratamentos e medicações.

Que tipo de colchão é mais adequado? O que melhor se encaixa às preferências pessoais. Vários tipos, como os d'água ou de ar, apresentam vantagens e desvantagens quando comparados aos modelos tradicionais. Como exemplo, o colchão d'água, quando cheio adequadamente, tem efeitos terapêuticos, pois o calor da água ajuda a manter sua coluna alongada enquanto você dorme. Por outro lado, se o colchão não tiver a quantidade de água suficiente, você acordará com a coluna curvada e, conseqüentemente, dolorida.

Seja qual for o colchão de sua escolha, deite-se na posição habitual (de lado ou de barriga para cima) e peça que alguém observe o alinhamento de sua coluna. Para fazer esta avaliação, peça ao observador que trace uma linha imaginária desde os seus olhos, passando pelos ombros, até o quadril. Se a linha estiver reta, a cama está

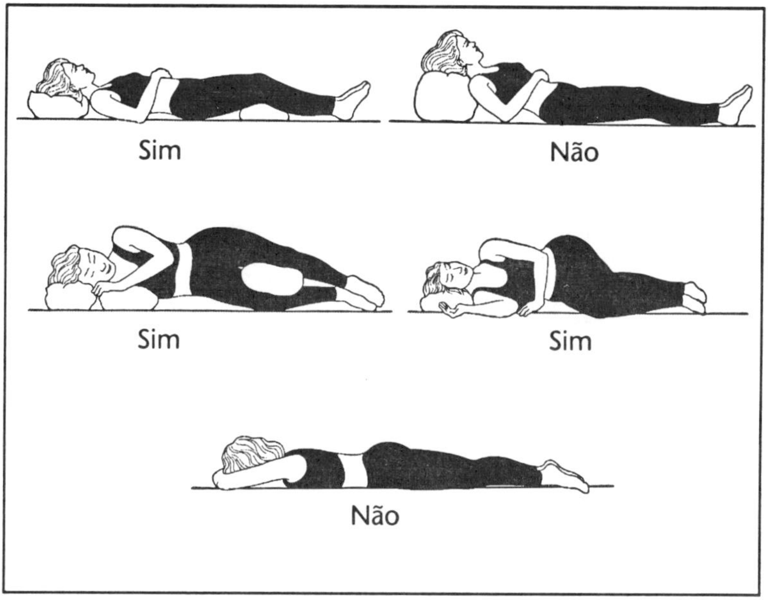

Figura 3.1 – Como dormir.

adequada para você. Se você dividir a cama com alguém, certifique-se de que a pessoa também tenha sido avaliada.

Finalmente, qual é a melhor posição para dormir? A posição ideal é de barriga para cima, com os braços abertos e as palmas das mãos voltadas para cima. Porém, somente dois por cento da população mundial, incluindo as crianças, consegue dormir nessa posição, pois entre as razões que nos impedem estão algumas questões psicológicas. Se você prefere dormir de lado, use um travesseiro baixo protegendo e preenchendo as curvas e os espaços da sua coluna cervical e coloque um outro travesseiro entre as pernas para não haver choque entre os joelhos.

Uma boa noite de sono é fundamental. Mais importante que o número de horas dormidas é a qualidade do sono, que deixará sua mente e seu corpo relaxados e envolvidos em profundo bem-estar. Os resultados serão evidentes para a sua coluna e para o seu humor no dia seguinte.

■ ALONGUE ANTES DE SE LEVANTAR

Enquanto você dorme, seu corpo transporta sangue e calor dos músculos das costas para os rins, fígado, estômago e outros órgãos vitais. Ao acordar, a baixa circulação torna sua coluna mais vulnerável a estiramentos ou torções, que podem se arrastar por todo o dia.

Para reduzir esse risco, alongue seus músculos antes de se levantar da cama. Ainda de barriga para cima, com as pernas esticadas, estenda lentamente os braços para cima e estique-os na cama. Depois, tente alcançar um objeto imaginário usando os dois braços. Alongue-os o máximo possível. Em seguida, exercite as pernas e os pés, alongando-os (os pés em posição de "ponta de bailarina"). Mantenha-se na posição por dez segundos e relaxe. Repita por algumas vezes.

Para sua coluna, será um excelente café-da-manhã.

■ COMO LEVANTAR DA CAMA

Levantar da cama não representa uma ameaça grave para sua coluna. No entanto, se você já tiver sofrido alguma lesão, esse simples movimento, se mal realizado, pode ser difícil e acarretar dores por todo o dia.

A primeira medida é usar a *técnica de rolamento* para colocar o corpo na posição certa ao sair da cama: ainda deitado, ponha-se na beira da cama, virado de frente, como se fosse levantar normalmente. Em leves movi-

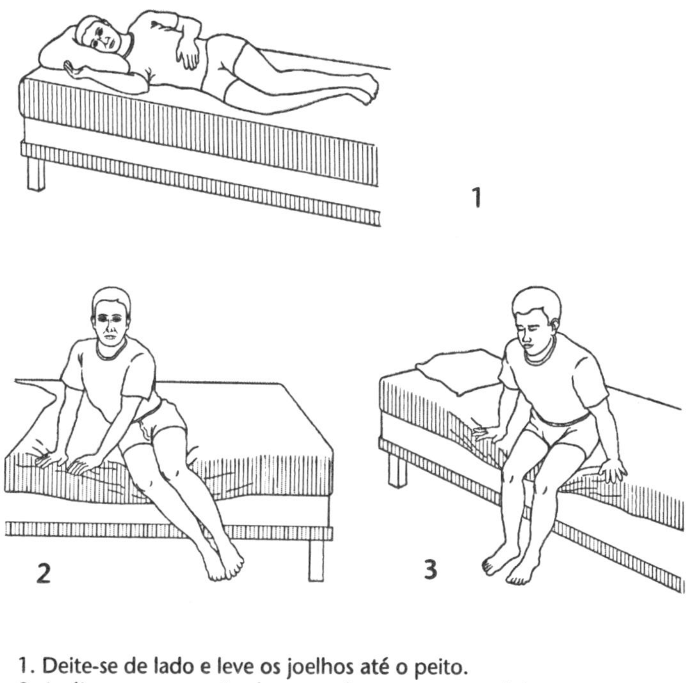

1. Deite-se de lado e leve os joelhos até o peito.
2. Apóie-se com as mãos levantando seu corpo ao deixar as pernas caírem da cama.
3. Para se levantar da cama, deixe seu corpo reto e utilize braços e pernas.

Figura 3.2 – Como se levantar.

mentos, flexione os joelhos até o peito, sem tirar as pernas de cima da cama. Simultaneamente, use seus braços para erguer o corpo concentrando neles a força, virando-se de lado. Deixe suas pernas descerem lentamente até o chão. Dessa maneira, o peso de seu corpo estará apoiado sobre o quadril, nádegas e coxas, e não sobre as costas.

Essa técnica deve ser executada lentamente, uma vez que sua coluna está “acordando”. Mesmo após o alongamento, ela não está preparada para movimentos bruscos. Gastar um pouco mais de tempo e ter um pouco mais de cuidado ao executar esses exercícios são atitudes que podem livrá-lo da agonia e do incômodo das dores nas costas durante o dia.

É importante lembrar que deitar na cama também pode ser estressante sob o ponto de vista físico, até mesmo para uma coluna saudável. Para tanto, utilize a mesma técnica de forma inversa; não se jogue na cama e tenha uma segura e relaxada noite de sono.

■ USE BRAÇOS E PERNAS PARA SE SENTAR E LEVANTAR DO VASO SANITÁRIO

O banheiro pode ser um dos grandes causadores de estresse e problemas da coluna, principalmente quando ela não está em bom condicionamento ou preparada para abaixar-se e levantar-se.

Ao sairmos da cama, normalmente vamos ao banheiro. Então, atenção. Primeiro, ao se sentar ou levantar do vaso sanitário, apóie uma das mãos na parede ou sobre uma bancada, o que aliviará o peso do corpo sobre as costas. O ideal é que haja uma barra de segurança fixa à parede, próxima ao vaso, para dar apoio e concentrar o peso nos braços, livrando a coluna. Dessa maneira, é possível apoiar uma das mãos nas coxas e a outra ao lado (em alguma bancada, barra de seguranca ou mesmo na parede). O máximo de esforço que você puder fazer com os braços evitará a sobrecarga as costas. Mantenha a coluna ereta para evitar que o peso caia sobre a região lombar.

Se o movimento de abaixar-se e levantar-se for longo, é sinal de que seu vaso é muito baixo. Quanto mais

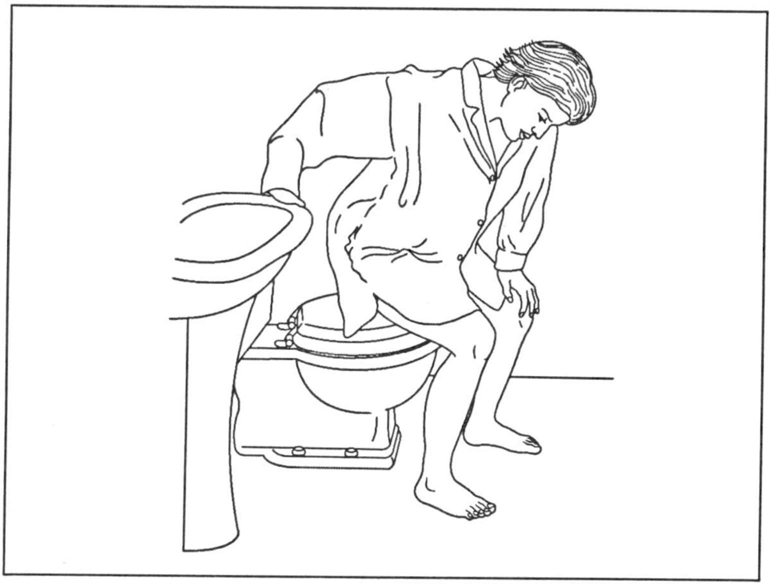

Figura 3.3 – Como se sentar e levantar do vaso sanitário.

você tiver que se abaixar, maior é o estresse sobre sua coluna lombar. Uma das soluções é usar um assento acolchoado. É importante também prestar atenção na localização do suporte do papel higiênico ou do chuveirinho. Quando estão ao lado do vaso, o que é comum, você tem que girar o tronco para alcançá-los. Esse movimento não é aconselhável em nenhuma hipótese. Prefira um porta-papel do tipo móvel, para que seja possível deslocá-lo até a sua frente.

■ USE OS BRAÇOS PARA APOIAR A COLUNA

A pia do banheiro é o próximo desafio. Para a maioria das pessoas, elas são construídas abaixo da altura

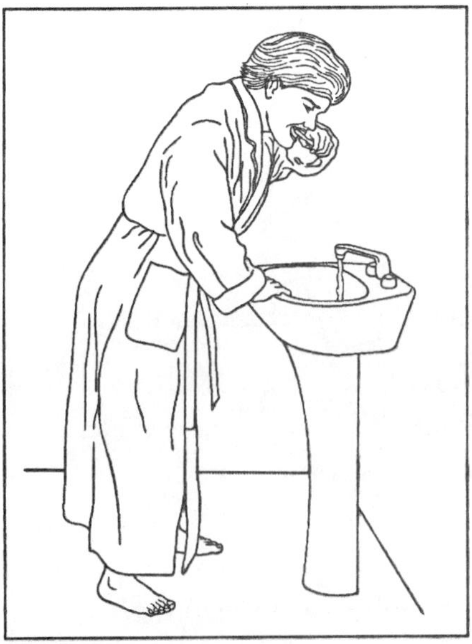

Figura 3.4 – Como se posicionar durante a higiene bucal.

ideal. Ao escovar os dentes, pare e observe a posição de sua coluna lombar. Sua postura estará errada se você estiver debruçado sobre a pia, apoiando todo o peso do tronco sobre a coluna lombar. Evite essa posição para reduzir o estresse físico na região. Para chegar a uma posição confortável, apóie um dos braços sobre a pia, o que dará maior suporte enquanto você escova os dentes. Lembre-se: quanto mais alta a pia, menor o esforço para sua coluna.

■ DEIXE SEUS PÉS AJUDAREM SUA COLUNA

Agachamentos ou giros forçados da coluna constam entre as piores atividades para ela. Você costuma sentar na beira da cama para calçar as meias? Uma maneira de minimizar os efeitos negativos desse hábito é trazer o pé até o colo. Tente colocar o calcanhar na beira da cama ou de uma cadeira para depois calçar as meias e os sapatos.

Assim como a maneira de se calçar, o tipo de meia que você usa também pode fazer a diferença. Meias apertadas ou muito compridas requerem mais tempo e esforço do que as confortáveis e do tamanho certo.

■ ALIVIE AS DORES COM OS CALÇADOS

Os calçados desempenham papel muito importante no conforto de suas costas. Sapatos sem salto geralmente agravam o desconforto da coluna. Procure usar sapatos com bom desenho (evite os de bico afinado, pois comprimem muito os dedos dos pés) e feitos de material leve, para absorver o impacto da caminhada. Se você não encontrar esse tipo de calçado, utilize palmilhas amortecedoras.

As mulheres podem sentir dores nas costas quando usam sapatos com saltos altos — e isso não acontece à toa. Como já vimos, a coluna lombar deve ter uma leve curvatura. Ao usar saltos altos, a curvatura torna-se acentuada, comprimindo e solicitando exageradamente seus músculos e articulações. A melhor escolha é usar um salto médio. Se o seu ambiente de trabalho exige saltos altos, leve para o trabalho um par de tênis aeróbicos e use-os nas horas vagas. Os homens também devem observar esse mesmo problema quando usam sapatos com saltos fora do comum.

■ PASSEIE CORRETAMENTE

Inúmeras pessoas precisam percorrer longas distâncias para ir e vir do trabalho todos os dias. A maioria delas, porém, não ajusta os bancos do carro, atitude que poderia reduzir o impacto sobre a coluna.

Manter o banco o mais perto do volante faz com que os braços fiquem menos tensos e esticados o tempo todo. As pernas devem estar dobradas e o quadril alinhado. Se você tiver algum suporte ajustável para a lombar, use-o para que mantenha a menor curvatura possível em sua coluna. Se seu carro não tiver esse recurso, dobre uma toalha de rosto e coloque-a atrás da coluna lombar. Ao sentar, regule o banco para que fique um pouco inclinado. Mantenha suas nádegas em contato com o encosto do banco.

Se você for viajar por longas distâncias, não se esqueça de fazer paradas freqüentes para movimentar-se. Esse simples ato quebra a tensão da viagem e alivia suas estruturas articulares. Faça pequenos, mas constantes, ajustes no banco do carro. Por mais que o banco tenha sido colocado na posição correta, permanecer muito tempo na mesma posição pode causar problemas. Lembre-se: sua coluna precisa de movimentos. Estes pequenos conselhos farão suas costas mais felizes e saudáveis.

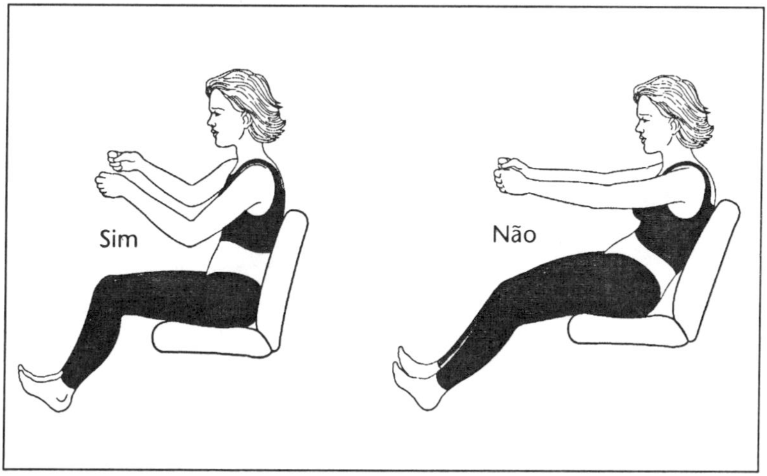

Figura 3.5 – Como dirigir. Note a distância entre os braços e o volante.

Se você dirige constantemente, providencie assentos móveis para posicionar melhor sua coluna e tornar seu trabalho mais confortável.

■ SAIA E ENTRE NO CARRO CAUTELOSAMENTE

Além de demandar cuidado ao ser dirigido, seu carro apresenta algumas situações ameaçadoras para sua coluna. Ninguém presta muita atenção na maneira como entra e sai do carro. Algumas pessoas se jogam no interior do veículo, girando a coluna de maneira perigosa.

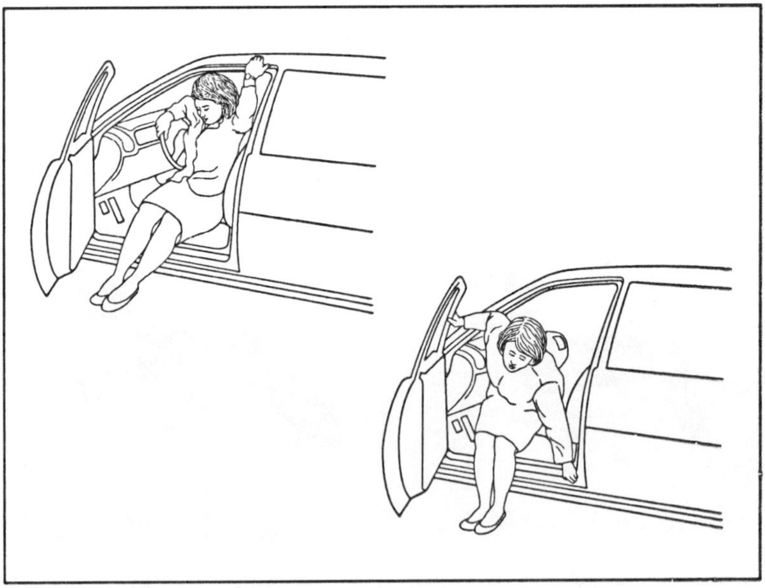

Figura 3.6 – Como sair do carro.

Antes de sair do carro, afaste o banco o máximo possível do volante. Depois abra totalmente a porta, coloque sua mão direita no volante e a esquerda no encosto do banco. Ainda com as pernas do lado de dentro, traga-as simultaneamente para fora do carro, girando o corpo por inteiro. Depois de apoiar os pés, utilize-os, juntamente com as pernas, os braços e as mãos para erguer-se. Lembre-se de manter sua coluna reta e a cabeça erguida. Esses mesmos movimentos, ao inverso, devem ser executados para entrar no carro.

■ ALIMENTE SUA COLUNA

Mesmo com o banco corretamente ajustado, os movimentos que você faz ao dirigir podem sobrecarregar sua coluna. Em viagens longas, saia do carro o máximo de vezes possível. Assim que parar, levante-se, apóie as mãos no quadril e arqueie levemente as costas. Isso ajudará a relaxar e a alongar sua coluna e seus músculos cansados, além de lubrificar as articulações. Como em qualquer alongamento, lembre-se de manter o movimento por apenas dez segundos.

Além de alongar as costas, faça o mesmo com as pernas. Se elas estiverem alongadas, darão melhor condicionamento à sua coluna e às outras articulações.

■ DEIXE SUA COLUNA DESCANSAR NO TRABALHO

Trabalhar em escritório geralmente requer muito tempo sentado, o que pode aumentar o desgaste localizado na coluna. No entanto, é possível aumentar a tolerância de sua coluna. Comece por uma boa cadeira, desenhada ergonomicamente, ou seja, projetada para suportar o corpo e a coluna. Essas cadeiras podem custar caro, mas, no longo prazo, serão menos dispendiosas que um dano na sua coluna.

Tente seguir as sugestões para adequar sua cadeira à sua coluna.

Sente com toda a coluna apoiada no encosto da cadeira, colocando o cóccix em contato com a união entre o encosto e o assento. Force a coluna, pois assim os músculos estarão completamente no seu normal. Esse exercício ajudará no caso de você se sentar em um banco sem encosto. Um degrau de madeira para apoiar os pés ajuda a proteger os joelhos do peso do quadril e a manter uma postura mais apropriada. Se sua coxa for mais curta que o assento, compre uma almofada para preencher o espaço entre sua coluna e o encosto da cadeira. De qualquer maneira, também é aceitável um espaço entre a parte de trás dos joelhos e o final do assento.

Ajuste o suporte lombar de modo a permitir que a parte inferior de sua coluna continue com sua curva natural. Além disso, certifique-se de que o suporte lom-

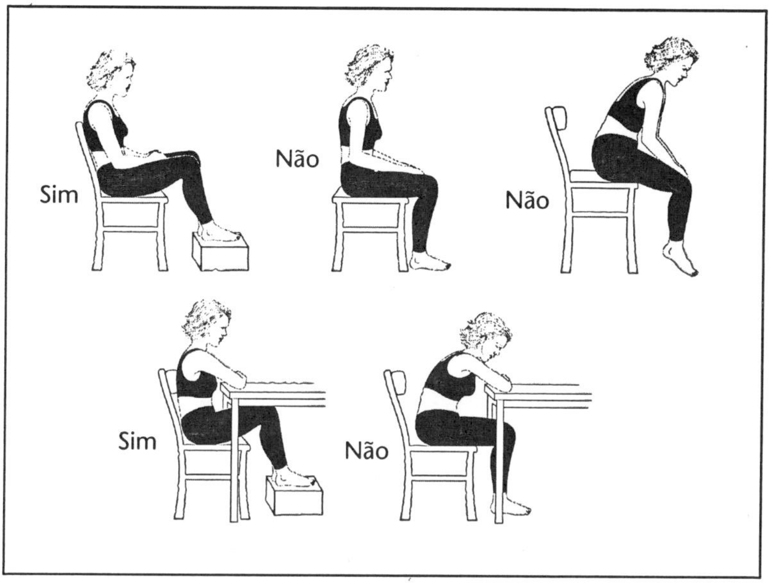

Figura 3.7 – Como permanecer sentado.

bar está no local correto, na altura do abdômen. Se a cadeira não tiver a opção de um suporte lombar, improvise com uma toalha enrolada.

Muitas inflamações e dores na parte superior da coluna, e possivelmente algumas dores de cabeça, podem ser resultado de cansaço muscular quando essa parte das costas tem de suportar o peso dos braços. Nas cadeiras, os descansos de braços suportam o peso desses membros e permitem que os músculos do pescoço e dos ombros descansem. Algumas pessoas usam descanso de punhos — ou munhequeiras — para esse mesmo fim. Esses elementos certamente podem ajudar, mas, tenha cuidado, e use-os corretamente. Eles são projetados para suportar seus punhos e braços quando você pára de datilografar ou digitar, não enquanto executa a tarefa.

■ ADAPTE SEU LOCAL DE TRABALHO

Mais importante do que a maneira como você trata sua coluna no local de trabalho é a organização dos equipamentos. Atualmente, são raríssimas as profissões que não requerem o uso de computador. A colocação de seu computador em um local inadequado pode causar dores nos ombros, pescoço e coluna, e até mesmo dores de cabeça. Confira as dicas a seguir para ter certeza de que seu computador está no local correto.

Primeiro, certifique-se de que o monitor e o teclado estejam em frente ao seu peito, o que não obrigará você a girar o pescoço ou a coluna. Depois, confira se o monitor está na altura correta. Para muitas pessoas, isso significa ajustar a parte superior da tela na altura dos olhos (certifique-se de ter ajustado a cadeira e estar em boa postura antes de executar estas dicas). Por fim, se você digita muitos documentos, adapte um apoio para eles em seu monitor. Se o que você mais usa de seu computador é o editor de textos, sobretudo para copiar documentos, posicione o apoio de folhas em frente aos olhos e afaste o monitor um pouco para o lado.

Se você desempenha outras funções além do uso do computador, como ler ou escrever relatórios à mão, é difícil manter o teclado e o monitor na direção do peito, pois dessa forma eles ocupam um espaço valioso da mesa de trabalho. Como não é prático mover o equipamento sempre que você mudar de uma tarefa para outra, leve em conta um artifício chamado de braço articulado. Esse equipamento funciona como um apoio para o monitor, permitindo que você o coloque na sua frente quando necessário e o afaste quando precisar da mesa de trabalho para outra atividade.

Se você fala ao telefone freqüentemente, especialmente se o usa enquanto continua trabalhando no computador, deve levar em conta o uso de um fone de ouvido com microfone. Esse equipamento, levíssimo, é uma opção muito melhor do que apoiar o fone entre o ouvido e o ombro — uma posição que pode, em muitos casos, causar torcicolo e dor de cabeça. Se não for uma opção economicamente viável, uma alternativa mais barata é o uso de um aparelho de telefone com viva-voz.

Agora que você já posicionou seu computador próximo ao telefone e o adequou a seus campos de visão e de alcance, não fique tão descansado. Você ainda deve usar um outro equipamento em seu escritório capaz de facilitar seu afastamento da mesa de trabalho. Se precisar pegar uma pasta no arquivo, por exemplo, use as rodas de sua cadeira para chegar até ele, mesmo que só precise virar-se a fim de alcançá-lo. Melhor ainda, levante-se e ande até lá, uma vez que suas costas precisam movimentar-se ocasionalmente.

DÊ A SUA COLUNA OPORTUNIDADE DE SE MOVIMENTAR

Você já se surpreendeu adiando algumas tarefas como tirar cópias, enviar fax ou até mesmo tomar café até que elas não pudessem mais esperar? Sem movimento, nem a melhor cadeira deixará sua coluna feliz; suas costas odeiam estar paradas, sem se movimentar. Se você precisa ficar sentado, mude de posição o máximo possível, sempre ajustando sua cadeira à nova posição de seu corpo.

Uma opção ainda melhor é levantar da cadeira com a maior freqüência possível para falar ao telefone, conferir papeladas ou enviar aquele fax. Desempenhe atividades que requeiram caminhadas mais longas. Não se preocupe muito com a perda do tempo de produtividade. Quando o dia acabar, você provavelmente descobrirá que, de fato, a ação foi muito mais produtiva do que um dia convivendo com dores provocadas por estar sentado na mesma posição por muito tempo.

DORES NA COLUNA DURANTE A GRAVIDEZ

O que esperar durante a gravidez

Cinqüenta por cento das mulheres grávidas sofrem de dores na coluna, que têm início por duas razões: primeiro, pelo peso adquirido na gravidez; e, segundo, porque o peso extra é carregado na parte da frente do corpo, mudando o centro de gravidade e exercendo pressão na coluna lombar. Portanto, os músculos da coluna têm necessidade de trabalhar mais para poder suportar o peso extra e se equilibrar.

Como minimizar o desconforto?

1) Seguir um programa de exercícios é muito útil e importante. Converse com seu médico para descobrir quais exercícios abdominais e para a coluna você deve fazer para fortalecer-se, e por quanto tempo poderá fazê-los. A natação é um excelente exercício para manter-se em forma e promover certo alívio, mesmo com o peso extra durante a gravidez.

2) Ao levantar qualquer objeto, mantenha-o próximo a seu corpo e abaixe-se ajoelhando com uma só perna, mantendo o outro pé completamente apoiado no chão. Nesse processo, deve-se levantar o objeto com o esforço das pernas, e não com a coluna. Cuide-se, porque é fácil machucar-se durante a gravidez. Peça ajuda sempre que possível.

3) Sempre que puder, divida a carga a ser carregada em duas, porque é mais fácil carregar dois pequenos volumes — um em cada mão — do que um

grande. Se precisar carregar um objeto grande e não tiver quem lhe ajude, mantenha o objeto próximo do corpo.

4) Dormir de barriga para cima causa aumento da pressão sob a coluna. Deve-se colocar um travesseiro embaixo dos joelhos, o que diminuirá a pressão. Se dormir de lado, você deve colocar um travesseiro entre os joelhos, o que também ajudará a reduzir a pressão.

5) Existem cintas-suporte próprias para o período de gravidez. Elas elevam e seguram o abdômen, ajudando a reduzir e distribuir melhor o peso. Essas cintas são muito úteis em casos de dor lombar durante a gravidez. Consulte seu médico sobre a possibilidade de usar uma delas.

Como lidar com dores relacionadas à gravidez?

A maioria das dores na coluna de gestantes é limitada ao término da gravidez e se resolve sem a necessidade de medicamentos. Caso a dor persista e não se resolva no curto prazo, procure seu médico. Lembre-se de que em função da gravidez, sobretudo na fase inicial, certos medicamentos deverão ser evitados. O tratamento deverá ser dirigido inicialmente para a melhora da qualidade muscular, por meio de exercícios específicos, especialmente para a musculatura da coluna, abdômen e pelve. Persistindo a dor ou surgindo formigamento, dores irradiadas ou fraqueza nas pernas, não deixe de procurar seu médico.

De 80 a 90 por cento dos adultos têm queixas de dores na coluna. Previna-se. Quanto mais você souber sobre essas dores da gravidez, mais preparada estará para evitá-las.

■ Capítulo quatro ■

Exercícios para sua coluna

■ RELAXE SUA COLUNA

Após um longo dia de trabalho pesado é ótimo chegar em casa e poder ler o jornal ou assistir à tevê. Você já sabe o bem que o relaxamento faz para sua coluna, mas tenha cuidado para que, em um esforço de relaxamento, não coloque sua coluna exatamente na mesma posição em que ela esteve durante todo o dia. Se você trabalha em um escritório, vai para casa e se senta em uma poltrona ou no sofá, causará à sua coluna o mesmo efeito de estar sentado na cadeira do escritório, pois a manterá em uma posição fixa, limitando sua flexibilidade. Tudo de que sua coluna precisa é mudar de posição. Tente deitar de barriga para cima e descansar a cabeça em um pequeno travesseiro. Esta posição fará sua coluna ficar com a curva natural na região inferior — e você ficará surpreso com o bem-estar que irá sentir. Se você trabalha de pé durante quase todo o dia, sentar é provavelmente uma boa atividade para sua coluna, mas certifique-se de que esteja sentado na posição correta.

■ COMECE A SE EXERCITAR REGULARMENTE E DE FORMA CRESCENTE

Não há nada mais importante para a saúde de sua coluna do que exercício. Ele alonga e fortalece os músculos, lubrifica as articulações e nutre os discos. Uma rotina de exercícios apropriados é o melhor presente que você pode dar à sua coluna.

Escolha uma variedade de exercícios que condicione diferentes áreas da coluna e de todo o corpo. Se você nunca tiver se exercitado, procure sua clínica de reumatologia e ortopedia para avaliação e orientação sobre um programa de atividades físicas correto. Além disso, se você estiver sob cuidado médico relativo à coluna ou a outra articulação, tenha certeza de que seu médico aprova o regime de exercícios escolhido. Como alguns exercícios podem aumentar as dores ou piorar seu estado, deixe seu médico guiá-lo em direção às melhores opções, de acordo com seu problema e necessidade.

Ao começar um programa de exercícios, lembre-se: você não estará completamente condicionado no primeiro dia ou na primeira semana. Então, comece devagar e tenha paciência. Iniciar suas atividades com um grande volume de exercícios poderá aumentar a inflamação. Comece com exercícios três vezes por semana. Progressivamente, você poderá incorporar à sua rotina diária vários exercícios que serão mencionados a seguir. Até que seu corpo esteja preparado, faça apenas exercícios seguros e controle seu ritmo.

Alguns exercícios não foram planejados para transformá-lo em um atleta. Eles têm a intenção de nutrir sua coluna e mantê-la saudável. Se algum deles causar dor aguda, sensação de queimação, formigamento ou qualquer outra sensação anormal, interrompa imediatamente a atividade e consulte seu médico antes de dar continuidade ao programa. Os principais recursos utilizados no tratamento e na manutenção do bem-estar da coluna são: RPG (reeducação postural global), cinesioterapia, pilates e hidroterapia.

■ CONVIDE SUA COLUNA PARA UMA CAMINHADA

Caminhar pode ser uma das melhores atividades para sua coluna, além de ser um dos exercícios mais fáceis de se incorporar à rotina diária. Os movimentos da caminhada usam vários músculos das costas que ao se contraírem e relaxarem movimentam suavemente os ossos da coluna. Esses movimentos alongam os músculos e lubrificam as articulações. Sua caminhada deve ser lenta nos cinco minutos iniciais e, então, progredir para um passo moderado. Quando estiver andando, imagine que tenha um livro sobre a cabeça e faça como se estivesse olhando os outros "por cima" (com o queixo levantado). Esses truques não só ajudam a manter uma boa postura como também treinam os músculos de sua coluna e de seu abdômen a conservarem essa boa postura ao longo do dia.

■ DESENVOLVA SEU CORAÇÃO, PULMÕES, PERNAS E COLUNA COM O EXERCÍCIO *STEP*

Assim que seu condicionamento estiver melhor, você provavelmente poderá praticar um exercício mais avançado: o *step*. São vários os benefícios para sua coluna, mas ele exige esforço de todo o corpo. Coração, pulmões e pernas têm que trabalhar pesado junto a sua coluna para desempenhar esse exercício. Antes de começar, tenha certeza de que seu nível de preparo físico seja compatível. Atirar-se ao exercício sem preparo pode levá-lo a lesões. Faça *step* com o corpo erguido, como se tivesse com um livro sobre a cabeça. Esse tipo de exercício, feito dentro dos seus limites, trará melhor qualidade muscular para a coluna e melhor condicionamento físico generalizado.

■ PREFIRA PEDALAR OU NADAR

Quase tão importante quanto optar por um exercício é fazer uma escolha que lhe dê prazer. Se você não conseguir ter prazer com seu exercício, ele não ajudará no condicionamento físico. Escolha uma atividade que você possa praticar de forma regular e progressiva.

Pedalar pode ser um bom exercício para o corpo. Esse movimento trabalha as pernas, o coração, os pulmões e, é claro, a coluna. No entanto, você deve ter cuidado com sua postura. As pessoas tendem a relaxar a postura enquanto pedalam, porque ficam cansadas.

A maneira como o assento e o guidom estão colocados pode fazer grande diferença na posição de suas costas. Bicicletas projetadas para montanhas são as melhores para sua coluna porque fazem com que você se sente em posição mais alta do que nos assentos das outras bicicletas. Os modelos mais atuais dispensam os guidons mais largos, que forçam a coluna para a frente, além de fazê-la girar. Para evitar essas conseqüências, regule a barra o mais alto possível para evitar tombos ou danos à coluna.

Ajuste a altura do banco para que você estique ao máximo seus joelhos quando o pedal estiver na posição mais baixa. No entanto, se o ajuste deixar o assento muito alto, você fará com que sua coluna se transforme em um pêndulo, indo de um lado para o outro ao pedalar. Essa prática pode agredir suas costas. Ao pedalar, lembre-se de que você está fazendo isso por sua coluna e para uma boa saúde, e de que não está treinando para uma competição. Sua coluna ganhará um ótimo condicionamento sem nenhuma grande agressão se você mantiver um ritmo normal, evitando pistas ou locais acidentados. Importante é que o ato de pedalar não resulte em impacto sobre sua coluna.

Pedalar pode não ser uma opção para você. Um exercício na água, como a hidroterapia, pode ser mais seu estilo e trazer mais benefícios. A água suporta o peso do corpo e, quando está aquecida à temperatura de 32 a 36 graus centígrados, aquece os músculos e dilata os vasos sangüíneos, relaxando a coluna. Além disso, ao nadar você usa quase todos os músculos das costas, além dos que estão ao redor, e aumenta a lubrificação das articulações, dando-lhes maior flexibilidade.

Mesmo que você esteja fora de forma, caso em que a natação parece ser desgastante, a água da piscina pode ser usada a seu favor. Se não é um bom nadador, tente boiar, o que não será grande esforço. Coletes salva-vidas, por exemplo, permitem que você ande ou corra na piscina sem tocar no fundo. Não é necessário saber nadar de um lado a outro da piscina para receber os benefícios da resistência da água.

Você também pode nadar com a ajuda de um objeto flutuante. Por exemplo, coloque uma prancha entre as coxas para manter suas pernas sobre a água com o corpo ereto. Para ajudar, também pode usar nadadeiras (nas mãos), que facilitam o movimento na água com menor esforço. Preste atenção se a água, mesmo que faça você se sentir revigorado enquanto está imerso, está oferecendo a resistência com a qual você está acostumado ao fazer seus movimentos naturais dos braços, pernas e corpo. O excesso de esforço pode levar à exaustão ou a algum tipo de fadiga. Comece aos poucos e progrida lentamente. A hidroterapia proporciona ótimos resultados; deve ser praticada em piscina concebida para esse fim, aquecida em temperatura apropriada, coberta e com orientação de pessoal capacitado

■ ALONGUE OS PEQUENOS MÚSCULOS DO QUADRIL

Além de condicionamento, um bom regime de exercícios deve oferecer-lhe flexibilidade. Manter os músculos, bem condicionados assim como os outros tecidos ao redor da coluna, é muito importante. Os exercícios de alongamento, que apresentamos a seguir, envolvem os músculos e os tecidos ao redor da coluna, da pélvis e das pernas, indiretamente afetados pela flexibilidade da coluna. Lembre-se da técnica correta ao praticar qualquer alongamento: alongue os músculos apenas até o ponto de leve tensão e mantenha-se nessa posição por pelo menos dez segundos e, então, relaxe totalmente. Para obter o máximo de benefício do alongamento, repita-o de três a cinco vezes. Lembre-se, também, de que seus músculos tendem a retornar ao seu comprimento normal após serem alongados. Por isso, procure alongá-los várias vezes ao dia.

O alongamento de quadril é um bom exercício para começar. Ele alonga os músculos em torno do quadril e das nádegas e os que cercam sua coluna lombar. Deite-se de barriga para cima com as pernas esticadas. Abrace o joelho esquerdo e, delicadamente, puxe-o, relaxado, na direção do ombro direito até sentir um alongamento leve e confortável. Deixe que seus braços façam a maior parte do trabalho, puxando o joelho até o ombro oposto. Sua perna deve estar totalmente relaxada. Tente respirar confortável e controladamente. Ao final do alongamento,

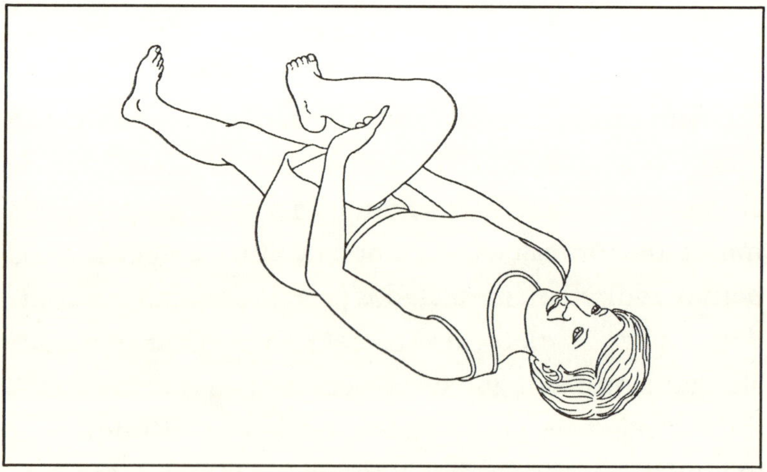

Figura 4.1 – Alongamento dos músculos do quadril.

relaxe os músculos, permitindo que sua perna volte à posição inicial. Faça o mesmo exercício com a outra perna. Continue as repetições alternadas até que cada perna tenha sido alongada no mínimo três vezes.

■ ALONGUE A COXA

O alongamento da musculatura posterior da coxa é muito importante. Esses músculos afetam sua capacidade de se abaixar — quando estão rígidos, podem dificultar o simples ato de amarrar os sapatos ou de pegar um objeto no chão. A rigidez também aumenta a pressão na coluna lombar quando você se abaixa. Se esses músculos não estiverem alongados adequadamente, suas costas sofrerão as conseqüências. Se você fica sentado a maior parte do dia, esse alongamento é particularmente importante devido à tensão sofrida por seus músculos, que ficam na mesma posição por muito tempo.

Deite de barriga para cima, próximo à quina da parede, com a perna esquerda esticada e a perna direita levantada, apoiando-a na parede. Flexione o joelho da perna direita. Se você estiver posicionado corretamente, a nádega direita tocará levemente o chão. Mantenha o joelho direito dobrado e coloque o calcanhar na parede. Pressione levemente a coxa direita, alongando o joelho direito até sentir uma leve distensão. Mantenha-se nessa posição por pelo menos dez segundos. Repita o exercício com a perna esquerda. Alterne entre uma perna e outra até alongar três vezes cada.

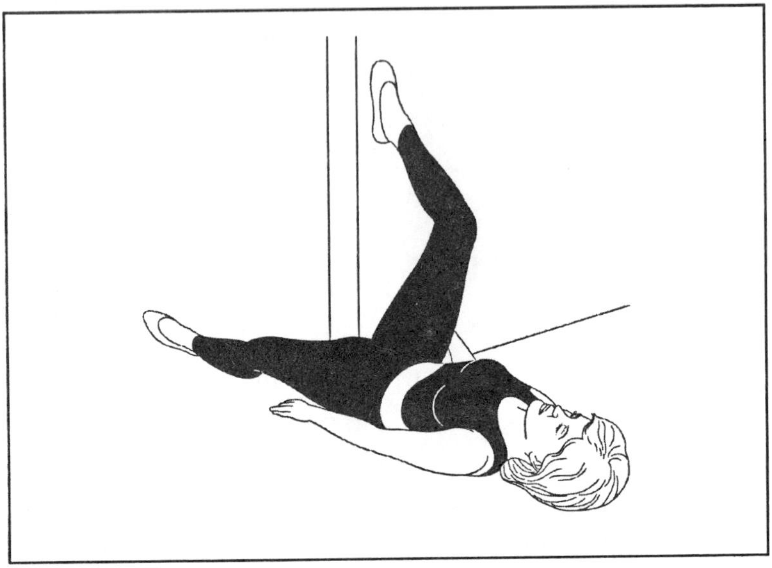

Figura 4.2 – Alongamento da musculatura da coxa.

■ MANTENHA A QUALIDADE DOS FLEXORES DO QUADRIL

Provavelmente, você nunca ouviu falar em flexores do quadril, mas esse grupo de músculos é muito importante para a saúde de suas costas. Eles trabalham em conjunto para erguer as coxas enquanto você anda. Quando sua perna sobe um degrau, você está, na verdade, enviando um sinal para que os flexores se contraiam, puxem seu fêmur e levantem sua perna.

O que isso tem a ver com suas costas? Quando você fica sentado por muito tempo, esses músculos, assim como os posteriores da coxa, tendem a encurtar, e quando você se levanta, eles exigem um esforço enorme de sua pélvis. A pélvis, por sua vez, puxa a coluna lombar e aumenta drasticamente sua curvatura (hiperlordose), como fazem os sapatos de salto alto. Essa curva excessiva força as articulações, causando dor. Se você mantiver seus flexores do quadril alongados, eles voltarão facilmente ao comprimento normal e não sobrecarregarão sua coluna lombar.

Para alongar os flexores do quadril, fique de pé e flexione o joelho direito (apóie-o sobre um pequeno travesseiro para que não sofra os efeitos do chão rígido). Coloque uma cadeira ou outro suporte próximo a você para manter o equilíbrio. Apoiado no suporte, coloque a perna esquerda na sua frente até que seu joelho esteja quase reto e que seus dedos do pé estejam apontados alinhadamente. Mantendo o tronco ereto, incline-se para a frente, abaixando seu joelho direito até sentir um leve alongamento na parte da frente de seu quadril. Mantenha essa posição por no mínimo dez segundos. Relaxe e repita o alongamento com o joelho e a perna opostos. Lembre-se de fazer esse exercício várias vezes ao dia, porque os flexores do quadril, assim como os outros músculos, tendem a voltar à posição de contração.

■ MELHORE A CURVATURA

Muitas atividades reduzem a acentuação da curva normal da coluna lombar — a lordose. Essa perda pode contribuir para vários problemas na coluna e nas costas, especialmente hérnias de disco, levando a casos extremamente dolorosos. É possível ajudar sua coluna a recuperar a curvatura da parte inferior com o seguinte exercício: deite de barriga para cima, com o corpo esticado e as mãos apoiadas nos ombros, em forma de "X". Mantenha o quadril apoiado no chão e, suavemente, levante seu corpo até sentir uma leve pressão na coluna lombar. Mantenha esta posição por no mínimo dez segundos. No início, faça o exercício sem excessos. Mantenha o tronco ligeiramente afastado do chão; sem alongar seus cotovelos. Pode levar meses até que sua coluna volte à curva perdida há anos. Lembre-se de respirar normalmente e repita o exercício de três a cinco vezes.

■ ADICIONE A ROTAÇÃO LOMBAR À SUA ROTINA DE ALONGAMENTO

A rotação é um dos movimentos vitais e normais de sua coluna. Sempre que você usa o braço para alcançar um objeto, sua coluna gira enquanto seu braço se estende. Uma inflamação ou lesão pode, é claro, limitar a capacidade de rotação de sua coluna, e a prática de algumas atividades normais repetidas vezes para o mesmo lado pode ter o mesmo efeito. Exercitar a capacidade de sua coluna girar em ambas as direções lhe dará maior mobilidade. A região lombar da coluna está intimamente ligada à parte inferior das costas e sua flexibilidade giratória é o foco deste exercício.

Deite-se de barriga para cima. Seus joelhos devem estar levemente flexionados. Os pés devem ficar apoiados no chão, os calcanhares quase encostando nas nádegas. Estique os braços sobre o chão, formando um ângulo de 90º em relação ao tronco e incline suas pernas suavemente para a esquerda em direção ao chão, até que sinta o alongamento na parte inferior das costas. Não se preocupe se os joelhos não encostarem no chão antes de você sentir o alongamento. Apenas vá até o ponto médio de tensão, não além. Mantenha o alongamento por no mínimo dez segundos. Então, retorne os joelhos calma-

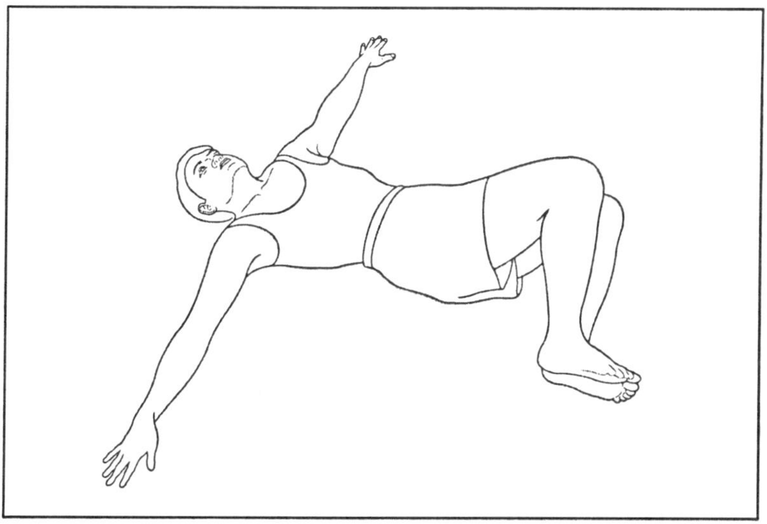

Figura 4.3 – Alongamento da musculatura da coluna lombar.

mente à posição inicial e repita o alongamento para o lado direito. Alterne e repita o movimento de três a cinco vezes de cada lado.

■ FAÇA ABDOMINAL PARA OS MÚSCULOS DAS COSTAS

Os músculos de suas costas suportam o peso de seu corpo erguido, permitem seu movimento e protegem as estruturas da coluna contra danos. Além de manter certo grau de flexibilidade, os músculos também precisam de força e resistência. Força é a capacidade de levantar um objeto pesado de uma só vez, e resistência é a capacidade de erguer objetos leves várias vezes. Por exemplo, para levantar um estepe de pneu é necessário grande concentração de força por poucos segundos. Já para colocar no chão um saco de batatas, inclinando-se e abaixando-se lentamente, sustentando o peso para que o saco não caia de uma vez, faz-se necessário um prolongado gasto de energia: isto é resistência.

Os músculos ao redor da coluna precisam manter-se fortes e resistentes para desempenhar suas funções apropriadamente. Quanto menos alongamento e resistência, maior é o risco de lesão ou dano; no caso dos músculos da coluna, essa lesão pode envolver estruturas e tecidos que eles suportam e protegem: ossos, articulações, discos e nervos.

Os músculos do abdômen podem ser os melhores amigos de suas costas. Eles cobrem cerca de três quartos da área ao redor da parte inferior das costas e combinados com os músculos das costas oferecem suporte para todos os lados da coluna, assim como um cabo de aço sustenta uma torre. Se o cabo de um dos lados da torre se desprender, ela penderá para o lado do cabo que ainda estiver firme. Isto é essencialmente o que acontece com a coluna quando os músculos do abdômen perdem sua elasticidade. Devido à sua ligação com a pélvis e as costelas, quando os músculos da coluna estão enfraquecidos, é como se o estômago estivesse pressionado pela gravidade. Com isso, a pessoa acaba com a aparência de "barriga de chope" e desenvolve uma curva exagerada na parte inferior das costas. A curva excessiva, por sua vez, comprime as articulações, o que culmina em dor até mesmo em simples atividades. Você pode manter uma postura melhor e uma coluna mais saudável apenas alongando os músculos abdominais.

O melhor exercício para começar a fortalecer esses músculos é o abdominal. Deite-se de barriga para cima com os joelhos flexionados e os pés apoiados no chão. Enlace as mãos e coloque-as entre as coxas. Levante a cabeça e o tronco levemente até que seus ombros estejam fora do chão. (Fazer abdominal não significa sentar; por isso, não levante o tronco todo.) Depois, volte à posição normal. Faça o exercício lentamente para que seus músculos trabalhem bem tanto na trajetória para cima quanto para baixo. Comece com cinco a dez repetições e, ao longo de algumas semanas, tente aumentar para 25 a 30 sem pausa. Use a técnica correta e não se esqueça de respirar normalmente.

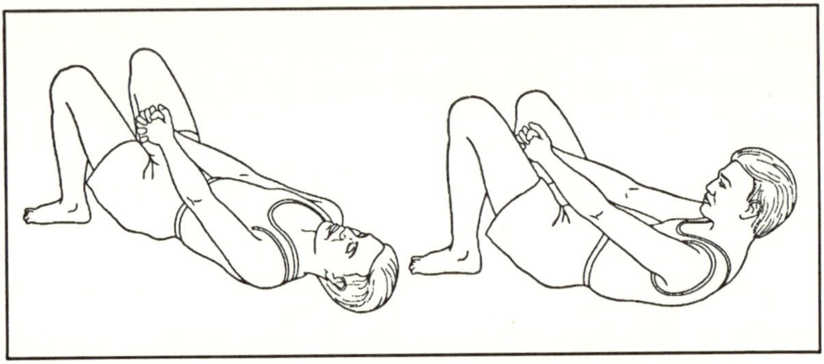

Figura 4.4 – Alongamento da musculatura das costas.

■ FORTALEÇA A PARTE SUPERIOR DA COLUNA

Existem vários músculos pequenos na parte superior da coluna, localizados entre os ombros, que também precisam ser fortalecidos. Para exercitá-los, fique de pé e mantenha entre os pés uma distância equivalente à que existe entre os ombros. Pegue uma lata de mantimentos em cada mão (ambas com o mesmo peso). Flexione levemente os joelhos e permita que seu tronco se curve um pouco, encaixado nos quadris. Com os cotovelos flexionados, coloque uma lata ao lado da outra, em frente ao umbigo. Mantendo a cabeça erguida, levante as mãos devagar até a altura do peito, sempre com os cotovelos alinhados. Ao se moverem na direção do peito, tente fechar os ombros. Pare o movimento assim que os braços estiverem paralelos ao chão. Volte à posição inicial e repita de dez a 15 vezes.

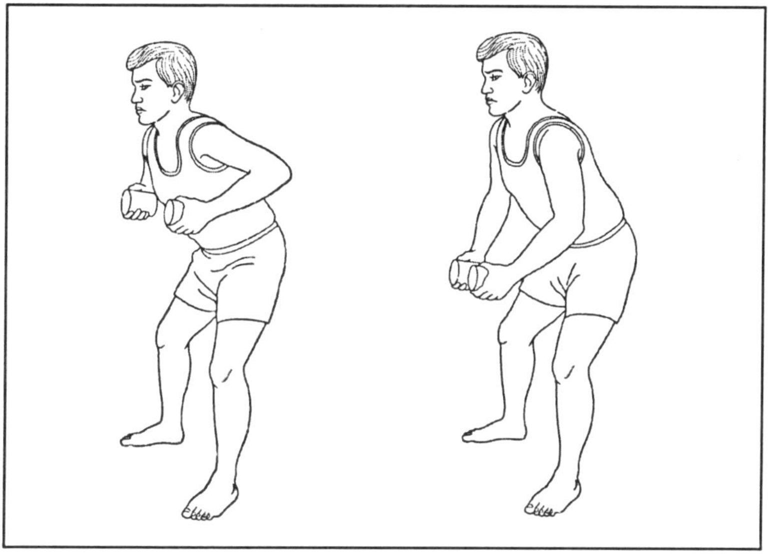

Figura 4.5 – Exercício para fortalecer a parte superior da coluna.

■ FORTALEÇA OS MÚSCULOS RELACIONADOS À POSTURA

Alguns músculos ao redor da coluna interferem mais na manutenção da postura do que outros. Alongar esses músculos proporcionará um treinamento capaz de livrá-lo da preocupação com a postura.

Para condicioná-los, deite-se de barriga para cima com os dedos dos pés apoiados no chão e os calcanhares suspensos na altura das nádegas. Repouse os braços ao lado do corpo, com o dorso das mãos tocando o chão. Pressione levemente a parte inferior das costas contra o chão, contraindo o abdômen. Sem que os braços, os ombros, a coluna ou a cabeça percam contato com o chão, afaste os braços, em movimento perpendicular ao tronco. Movimente-os devagar para que possa monitorar o contato constante com o chão. Seu objetivo é colocar os braços esticados acima da cabeça sem que nenhuma das partes do corpo mencionadas se afaste do chão.

Esse exercício pode ser mais difícil que parece. Músculos fracos e contraídos fazem dessa uma tarefa difícil quando tentamos não perder o contato com o chão. Caso aconteça, pare o exercício no ponto em que perdeu contato e seu corpo se contraiu, e mantenha essa posição por mais ou menos cinco segundos. O que quer que você faça, não force seu corpo em uma posição de risco. Leve os braços devagar até a posição inicial, seguindo a mesma técnica. Respire profundamente e recomece. Repita o exercício de três a cinco vezes.

Quando estiver movimentando seus braços facilmente e sem perder contato, tente fazer o exercício de pé, contra a parede. Coloque os pés a três centímetros da parede com os joelhos e o quadril levemente dobrados. Siga a mesma técnica, mas, dessa vez, não perca contato com a parede.

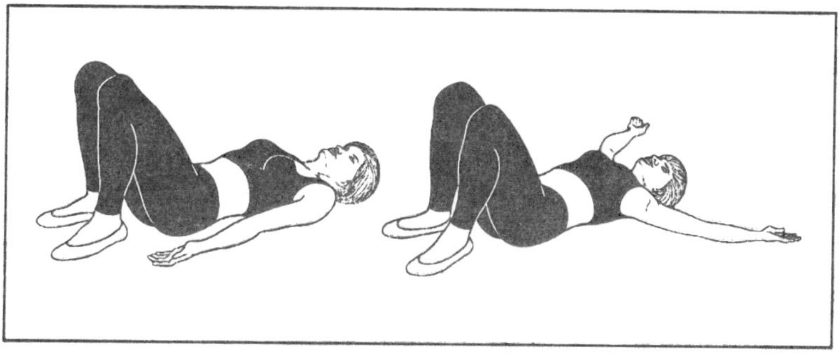

Figura 4.6 – Exercício para fortalecer os músculos relacionados à postura.

ALONGUE OS MÚSCULOS DA COLUNA LOMBAR

Finalmente, chegou a hora de alongar os músculos que são os principais responsáveis pela sustentação da coluna: os da região lombar. Eles auxiliam nos atos de sentar, levantar, andar, puxar, empurrar e carregar; trabalham o dia inteiro. Na verdade, você não se mexe sem esses músculos.

O exercício para alongar essa região da coluna é muito semelhante ao abdominal, mas só na parte superior do tronco. Deite-se de barriga para baixo, com os braços estendidos ao lado do corpo e a testa apoiada no chão. Comece com a cabeça e, aos poucos, afaste o tronco do chão o mais longe e confortável possível. Depois, abaixe lentamente seu peito de encontro ao chão e repita o exercício de cinco a dez vezes. Com a prática, veja se consegue repetir o movimento de 15 a 20 vezes consecutivamente, sem se esquecer de respirar normalmente.

■ APRENDA A SE AGACHAR SE APOIANDO

Muitos dos exercícios já descritos preparam seu corpo para desempenhar uma gama maior de atividades. O agachamento requer o trabalho de vários músculos ao mesmo tempo. É muito importante aprender a se agachar corretamente para aplicar a técnica quando for preciso erguer objetos pesados sem danificar suas costas. O apoio para o agachamento treinará seus músculos para o correto desempenho dessas manobras e ajudará a fortalecer a maioria dos músculos mais importantes para esta função.

Coloque-se de frente para um portal, com os pés alinhados aos ombros, e apóie o peso do corpo nos calcanhares. Segure no portal com as mãos na altura do peito. Lentamente, dobre os joelhos e estique os músculos das nádegas. Não se aproxime muito do chão, agache devagar para prevenir lesões e maximizar o trabalho muscular. Quando as coxas estiverem paralelas ao chão, pare e retorne lentamente à posição inicial.

Ao praticar este exercício, lembre-se de manter a cabeça erguida, a coluna ereta e os ombros encaixados no local apropriado. Deixe que seus braços suportem o maior peso, o que minimiza o estresse e a tensão localizados nos joelhos e no quadril e permite a manutenção de

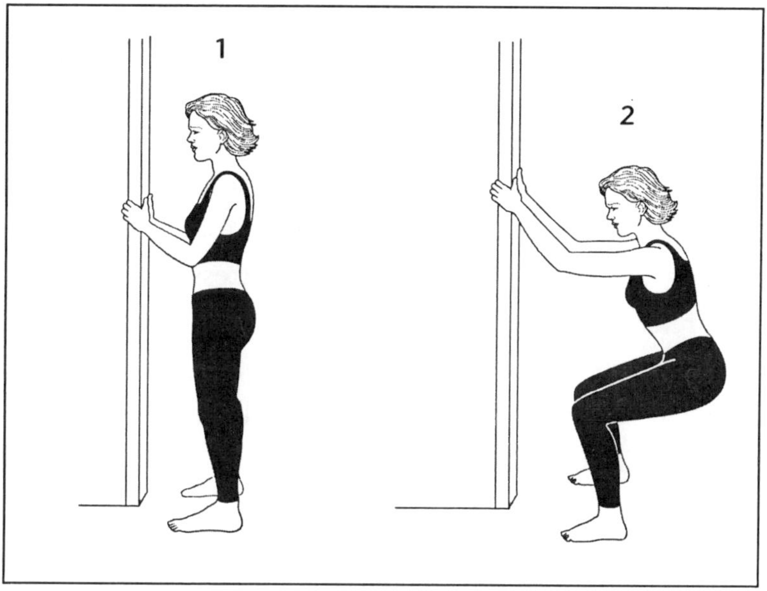

Figura 4.7 – Como se agachar.

uma postura correta. Inicialmente, repita o exercício de cinco a dez vezes, e tente melhorar o alongamento até conseguir fazer de 20 a 25 vezes consecutivas. Lembre-se de usar a técnica corretamente, porque aprender boa postura é parte do exercício.

Se a forma indicada provocar dor nos joelhos, veja até onde consegue se agachar sem sentir desconforto. A altura do agachamento não é o mais importante. Se a dor persistir, interrompa o exercício e leve o problema a seu médico reumatologista.

■ APRENDA A SE LEVANTAR DO AGACHAMENTO

Algumas vezes, é inevitável ter de carregar ou levantar objetos. Os riscos de lesões na sua coluna são diretamente proporcionais ao peso do objeto e à distância percorrida ao carregá-lo. No entanto, o estresse de sua coluna é relacionado à posição do corpo quando você ergue um objeto. Entender como o posicionamento do corpo afeta suas atividades chama-se mecânica corporal. Você pode diminuir as chances de danificar sua coluna usando uma boa mecânica do corpo.

Antes de levantar um objeto, tenha certeza de que está capacitado para tanto. Você tem um limite. Mesmo que seja muito forte e consiga levantar cinco quilos sozinho, fique atento porque um quilo a mais poderá ser arrasador — suas chances de lesão aumentarão dramaticamente a cada grama além do seu limite. Então, a primeira coisa a fazer ao levantar um objeto de peso desconhecido é testá-lo. Empurrá-lo com o pé é o bastante para ter uma idéia de seu peso.

Depois de certificar-se de que é possível erguê-lo, posicione-se à frente dele, com os pés afastados na largura dos ombros. Tente colocar o objeto entre as pernas, quando possível, para que não precise se esticar para alcançá-lo. Agache-se, mantendo a cabeça erguida, os ombros encaixados e a coluna ereta. O agachamento

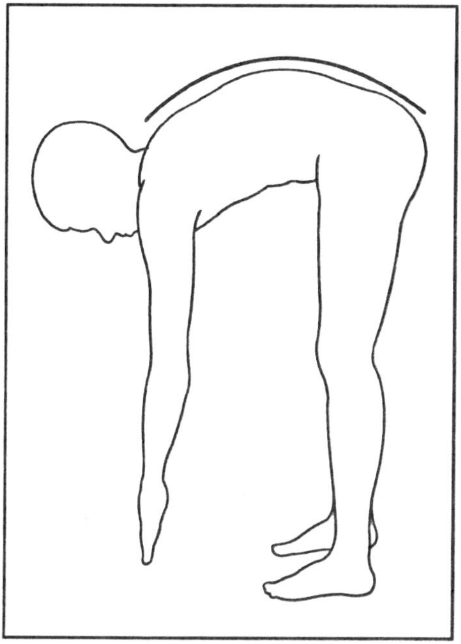

Figura 4.8 – Forma imprópria de se abaixar.

deve ser somente dos joelhos e do quadril. A seguir, envolva o objeto e, finalmente, levante-o com a cabeça erguida. Para voltar à posição inicial, use as pernas. Os músculos das pernas são os maiores e mais fortes de todo o corpo e, mesmo que seja exigido um uso maior de sua energia, eles conseguem erguer um objeto mais facilmente do que os músculos da coluna. Mantenha o objeto próximo ao corpo. Levante o objeto, mantendo-o na altura do estômago para que os braços ajudem a reduzir o estresse sobre suas costas. Utilize a mesma técnica para deixar um objeto no chão.

■ USE A TÉCNICA DO JOGADOR DE GOLFE PARA LEVANTAR OBJETOS LEVES

Você já viu um jogador de golfe pegando a bola após uma tacada? Dificilmente eles se agacham. Seria desperdício de energia usar a técnica do agachamento para levantar um objeto tão leve. Na verdade, eles usam uma técnica apropriadamente denominada técnica do golfista. Uma técnica perfeita para pegar pequenos objetos do chão sem gastar muita energia ou dar mal jeito em suas costas. Com esse método, tudo o que você precisa é de um apoio (cadeira ou mesa) para colocar a mão, o que descarregará o peso de suas costas quando você se abaixar.

Como funciona? Primeiro, fique de frente para o objeto e coloque o peso de seu corpo em uma das pernas. Apoie-se com a mão oposta. O joelho da perna em que seu peso está apoiado deve curvar-se lentamente. Mantenha a cabeça erguida e a coluna em linha reta. Conforme for se curvando, deixe a perna que não está apoiando o peso do corpo sair do chão, em linha reta com o tronco. Essa perna funciona como um contrapeso do tronco, facilitando a volta à posição inicial sem usar os músculos de sua coluna lombar. Você pode usar essa técnica para outras situações semelhantes.

■ LEVANTE MODERADAMENTE OBJETOS PESADOS: FAÇA UMA ALAVANCA

Às vezes, você se depara com um objeto muito pesado para ser erguido com a técnica do golfista e, por alguma razão, também não pode usar o agachamento. Isso acontece quando, por exemplo, você tem que tirar as roupas sujas de um cesto fundo demais para agachar-se, e a técnica do golfista não se aplica pelo mesmo motivo. Você terá que se abaixar para alcançar as roupas no fundo do cesto. Na verdade, você pode se abaixar com o mínimo de estresse para sua coluna lombar se observar a técnica a seguir.

Fazer uma "alavanca" pode parecer desajeitado à primeira vista, mas é uma boa saída para levantar objetos com pouco ou médio peso se não houver outra maneira

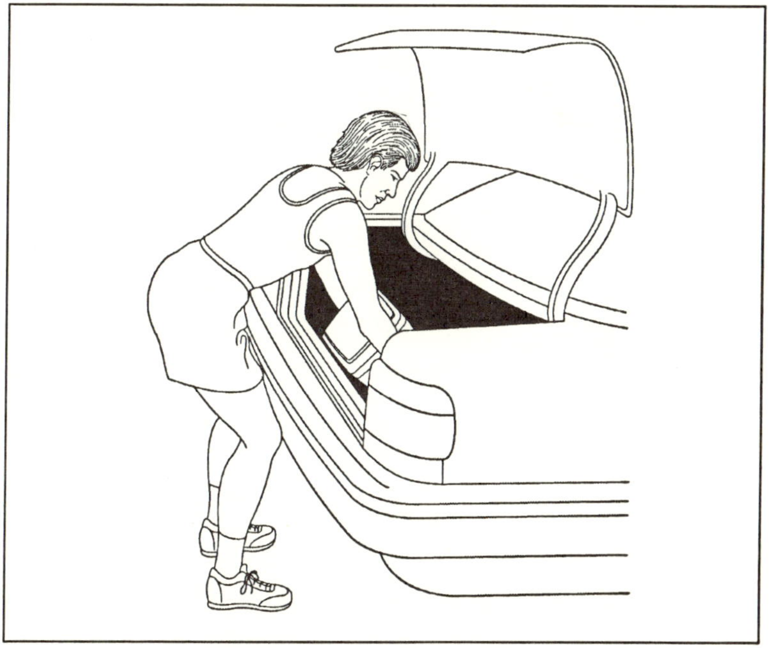

Figura 4.9 – Como levantar objetos pesados.

mais fácil. Afaste seus pés na largura dos ombros, com os joelhos levemente dobrados. Posicione-se o mais perto possível do objeto. Incline-se para a frente, mantendo a cabeça erguida e a coluna ereta. A sensação que você terá é a de que suas nádegas estão chegando para trás conforme flexiona o joelho e inclina o tronco, o que ajudará a manter o alinhamento apropriado da sua coluna. Depois, abrace o objeto e levante-o, mantendo-o o mais perto possível da barriga. Mantenha a cabeça erguida e os ombros para trás enquanto se levanta. Lembre-se de usar a mesma técnica quando colocar o objeto de volta, e concentre-se sempre em não girar o corpo enquanto se abaixa ou se levanta.

■ SE PUDER ESCOLHER, EMPURRE, NÃO PUXE

Mover objetos pesados dentro de um carrinho é muito menos perigoso do que carregá-los. No entanto, mesmo com um carrinho, você pode machucar sua coluna se não tiver cuidado. Como sugestão, é mais aconselhável empurrar um objeto do que puxá-lo. Quando você empurra, usa o alongamento de suas pernas e costas para mover o objeto; quando puxa, você tende a usar as pontas dos pés e curvar-se, poupando os músculos das costas, o que pode ser prejudicial. Além disso, as costas estão sempre em posição desfavorável ao puxar, aumentando o risco de inflamações. Na próxima vez que puder escolher, lembre-se de ficar de pé, debruçar-se sobre o objeto, usar as pernas e os braços, manter a cabeça erguida e empurrá-lo.

■ MINIMIZE MOVIMENTOS COMO FLEXIONAR E GIRAR

A pior coisa que você pode fazer para suas costas é se abaixar usando a coluna lombar e depois girar. No entanto, muitas pessoas usam essa técnica prejudicial para levantar e apoiar objetos ao longo do dia. Ninguém percebe o efeito que, no longo prazo, essas manobras podem causar em suas costas. Abaixar-se e girar-se excessivamente são atos arriscados quando isolados. Se combinados, agridem muito mais. Quando você se abaixa e gira ao mesmo tempo, especialmente se estiver levantando algum objeto, é colocada sobre suas articulações e discos uma grande força rotacional, o que aumenta dramaticamente o desgaste sobre esses tecidos.

Tente visualizar seu local de trabalho. Pode parecer óbvio, mas será uma boa ajuda sentar-se ou levantar-se lentamente de lado, virando somente os ombros ou o pescoço na direção do material que utilizará. Se você trabalha com mais de um equipamento à sua volta, vire-se para cada um de uma vez. Não gire o corpo e tente alcançar o arquivo; vire o corpo todo na direção dele e alcance-o devidamente.

Além disso, quando levantar objetos e carregá-los por uma distância curta, prefira virar o corpo e alcançá-lo

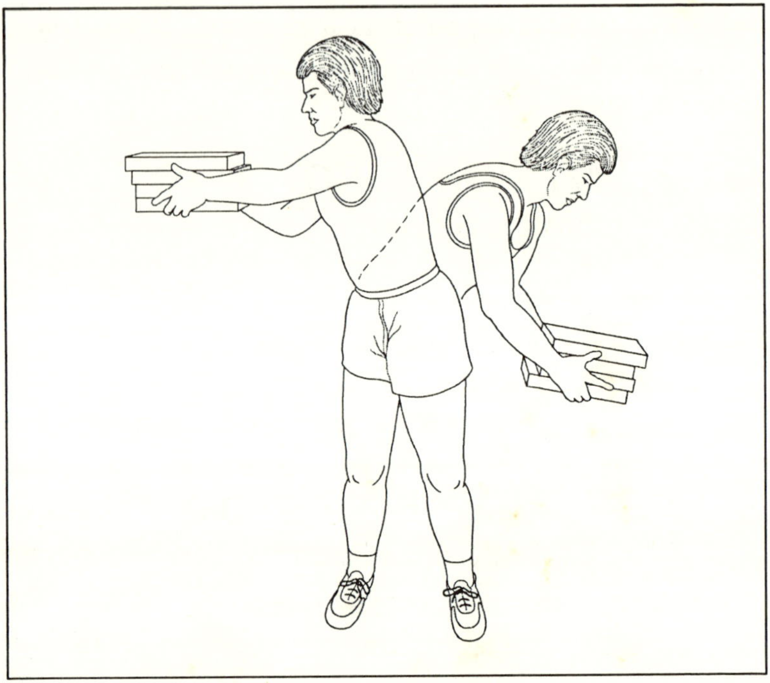

Figura 4.10 – Cuidado ao girar e se abaixar.

procurando apoiar a força sobre as coxas. Como exemplo, um cesto de lixo localizado em um local que o obrigue a virar-se constantemente para alcançá-lo ou se tiver de ir até ele, a curta distância, mas carregando um pacote pesado, pode ser bastante perigoso. Neste caso, até chegar ao objetivo, pare algumas vezes ao longo do caminho e coloque o pacote sobre alguma mesa. Procure posicionar-se próximo ao cesto ou mude-o de posição. Haverá um esforço inicial; porém, alguns dos movimentos danosos poderão ser evitados.

■ DEIXE SUAS FERRAMENTAS FAZEREM O TRABALHO POR VOCÊ

As ferramentas são projetadas para ajudar o homem a desempenhar facilmente suas tarefas. No entanto, a menos que você coloque o esforço apropriado no uso correto delas, as ferramentas não são tão benéficas. De fato, usar as ferramentas inadequadamente pode fazer com que você e suas costas trabalhem muito mais. Por exemplo, quando você usa uma pá ou um ancinho, mantém suas pernas esticadas e curva a coluna na direção da ferramenta? Se a resposta é *sim*, você está sobrecarregando os ligamentos do tronco, não os músculos. Seus ligamentos não foram criados para suportar seu peso; esse trabalho é para os músculos. Não seja preguiçoso, use os músculos de suas costas e pernas para abaixar-se lentamente, encurvando um pouco as vértebras lombares, movimentando o quadril e flexionando os joelhos.

Passar do limite é outro erro comum que pode levar a lesões e dores na coluna. Quando você se excede, coloca sua coluna em uma posição arriscada. Usar mais os pés e as pernas e contar menos com sua coluna é uma boa idéia.

Aqui estão outras sugestões que poderão ajudá-lo a usar ferramentas sem desfavorecer suas costas: quando estiver cavando, coloque pouca terra na pá. Suas costas agradecerão. Alterne as mãos freqüentemente. Assim, você usa músculos diferentes e diminui a quantidade de rotações para um mesmo lado. Use um degrau quando

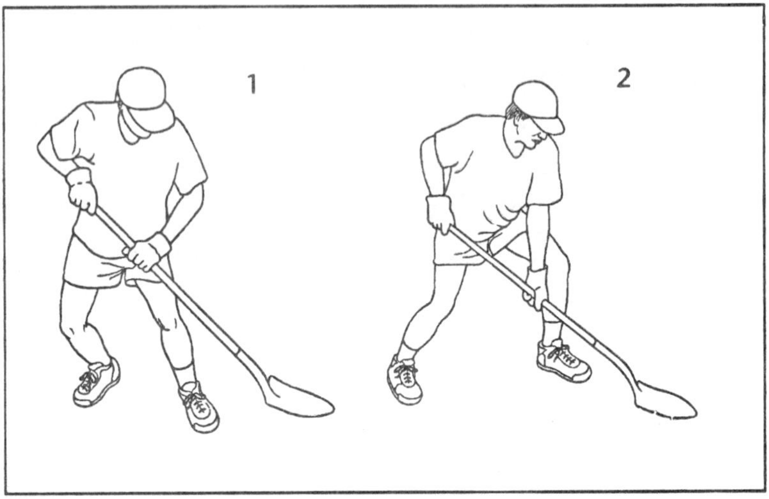

Figura 4.11 – 1. Colocando seus pés nesta posição, terá melhor equilíbrio. 2. Quando for abaixar, faça força somente nas coxas, joelhos e tornozelos.

precisar cobrir uma área mais ampla com o ancinho. Finalmente, fique atento à posição de suas costas ao usar outras ferramentas com cabos longos, como aspirador de pó, e sempre que possível prefira usar aspirador a vassoura, pois ele requer menos rotações.

■ LEVANTE OS PÉS ENQUANTO ESTIVER DE PÉ

Ficar de pé por longos períodos pode ser estressante para suas costas, mesmo que você não tenha que se levantar, carregar, empurrar ou puxar nada. A falta de movimentos quando se está de pé causa dor na coluna lombar em muitas pessoas. Em acréscimo à falta de atividade, o efeito da gravidade força as estruturas da coluna para baixo. O próprio peso do corpo pressiona os discos, comprimindo o líquido que neles se localiza. Quando comprimidos, os discos perdem altura, as vértebras se amontoam e as articulações arcam com o suporte da maior parte do tronco. Resumindo: isso pode causar dor imediata e, no longo prazo, desgastar as articulações prematuramente.

Se você fica muito tempo de pé, aqui vão algumas dicas para ajudar suas costas. A melhor medida a adotar é alternar entre sentar-se e levantar. Se não puder, o ideal é descansar seus pés. Tente colocar um deles sobre um banco ou degrau. Quando o pé está elevado, os músculos da

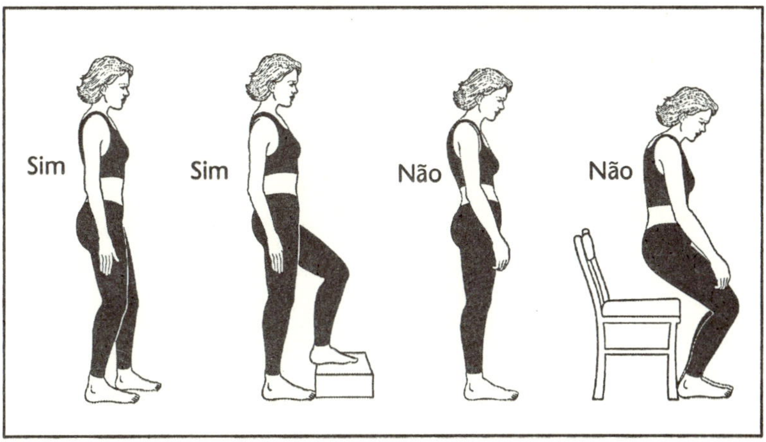

Figura 4.12 – Como ficar de pé.

frente da coxa e da pélvis relaxam. Como esses músculos afetam os ossos e os discos da coluna lombar, quando estão relaxados, deixam de comprimir sua coluna. Alterne um pé e outro para que os dois lados de suas costas descansem.

■ Capítulo cinco ■

Outro estilo de vida

■ VIAJAR COM DOR NA COLUNA

É comum vermos pessoas com queixas de dor na coluna que estão preocupadas em ter uma vida ativa e viajar. Limitar suas atividades ou mesmo viagens pode contribuir para aumentar o sentimento de perda de independência e do controle sobre sua vida, o que não é bom. Ao contrário, é possível e importante manter sua programação de viagens. Procure sua clínica de reumatologia e ortopedia para diagnóstico e tratamento correto do seu caso e receba a orientação adequada. Lembre-se de algumas das sugestões a seguir.

Planejar é importante

Você pode considerar para sua viagem uma série de lugares no Brasil e no exterior, mas deixe para escalar os

Alpes ou a serra da Mantiqueira em outra oportunidade. Siga algumas sugestões para fazer da viagem, mesmo com dor na coluna, algo mais simples. Veja os detalhes antes de partir. Peça a seu agente de viagem para programar tudo dentro das suas necessidades e possibilidades. Por exemplo: Você pretende relaxar na praia ou na montanha? Ou prefere dessa vez ir para uma cidade grande fazer um *tour*? Se for cuidadoso, escolherá um tipo de programação adequado às suas possibilidades.

Planeje antes prepare-se com exercícios. Não deixe de fazer um programa de exercícios algumas semanas antes da viagem. Essa preparação vai assegurar que sua flexibilidade e força muscular estejam em boas condições. Tente descansar o máximo no dia da viagem.

Não leve excessos

Arrume suas malas para que fiquem leves. Não queira estar em um aeroporto, rodoviária, hotel ou em um *tour* com muitas malas pesadas e de difícil locomoção. Carregar malas pesadas pode lhe causar mais dor, fadiga, desconforto e atrapalhar toda a viagem. Lembre-se de que você nem sempre encontrará ajuda para transportar as malas. Alguns agentes de viagem sugerem o uso de uma ou duas bolsas que possam ser carregadas nos ombros. Se utilizar esse tipo de bolsa, traga-a contra seu peito, para melhor distribuição do peso.

Uma boa regra é separar todas as roupas com que pretende viajar e colocar na mala somente a metade delas; o resto volta para o armário. Você apreciará e aproveitará mais a liberdade de não estar com malas pesadas do que sentirá a falta das roupas extras que levaria.

Tente limitar o peso das suas malas entre cinco e 12 quilos. Procure usar malas com rodinhas. Você conseguirá ótimos resultados e se sentirá feliz com a escolha.

Escolha bem seu horário

Procure ajustar seu horário de viagem para períodos de pouco movimento. Você terá maior chance de conseguir ajuda e de ser melhor atendido com sua mala, evitando forçar a coluna. Peça à companhia em que for viajar que providencie cadeira ou mesmo carrinhos de transporte elétricos (muitas já os tem à sua espera). Se for viajar em horário de mais movimento, será mais difícil conseguir essas facilidades.

Se for de avião

Tente marcar um vôo direto sempre que possível, evitando troca de aeronave, o excesso de locomoção e de tempo carregando sua bagagem ou de pé nos terminais. Vôo direto também significa menos chance de atraso ou cancelamento da viagem e menos risco de cansaço ou estresse.

Algumas sugestões para se exercitar durante o vôo

Deve-se tentar combater o edema, as dores nas articulações e a má circulação conseqüente de um vôo movimentado e longo. Com estes exercícios, você melhorará seu estado físico e também ocupará seu tempo.

Siga alguns passos:

1) Aperte uma bolinha de tênis ou uma meia até que suas mãos fiquem cansadas.

2) Fixe seu calcanhar no chão e levante os dedos dos pés o máximo possível. Segure-os por cinco segundos e descanse. Repita a série até que seus pés demonstrem cansaço.

3) Apóie os braços na poltrona em que estiver sentado e, devagar, levante os joelhos em direção ao peito (levantar os dois juntos é mais difícil; se não conseguir, faça o exercício com um joelho de cada vez). Abaixe-os devagar. Repita a mesma série até que esteja cansado.

4) Cruze as pernas e gire o pé como se estivesse desenhando um círculo.

5) Alongue seu pescoço. Incline sua cabeça com as mãos até que seu queixo esteja colado no peito. Segure por alguns instantes. Logo após, vire sua cabeça de um lado

para o outro, sempre fazendo pressão no meio do movimento.

6) Incline seu tronco devagar para a frente e para trás.

7) Se o avião estiver relativamente vazio, dê uma caminhada pelos corredores e aproveite para se alongar.

8) Para reduzir as cãibras e aumentar a circulação prejudicada pela altitude, coloque um travesseiro embaixo de cada joelho e pedale como se estivesse em uma bicicleta. Quando terminar, coloque os mesmos travesseiros entre as pernas e aperte-os para exercitá-las.

Medicamentos

Antes de partir, assegure-se com o seu médico de que está levando a quantidade necessária de cada um dos seus medicamentos. No seu destino, poderá ser difícil encontrar determinado produto, ou mesmo uma farmácia que o venda.

Peça ajuda

Ao entrar no ônibus, avião, carro ou trem, não hesite em solicitar ajuda para guardar sua bagagem de mão no local correto. Isso pode prevenir o estiramento e o esforço ao levantar sua mala, e deixará mais espaço livre para seus pés e pernas. Você não deve ficar apertado ou sentado desconfortavelmente durante a viagem.

Exercite-se durante a viagem

Continue seu programa de exercícios durante a viagem. Andar também é parte importante no tratamento e é uma atividade que pode ser feita onde quer que você esteja. Se estiver de avião, trem ou ônibus, procure andar e movimentar-se a cada 50 minutos por cinco a dez minutos. Se estiver de carro, planeje parar a cada hora para caminhar e fazer alguns alongamentos. Lembre-se de que os exercícios ajudam a manter a flexibilidade e a força dos músculos que suportam sua coluna.

Planeje seu tempo

Tente ajustar sua programação e não procure fazer tudo num único dia. Organize-se para preencher seu dia com passeios ou reuniões de trabalho de forma razoável, considerando o tempo disponível. Mesmo que esteja em um grupo que não queira parar ou descansar, caso sinta necessidade, descanse, recobre suas energias.

Proteja sua coluna

Tente evitar estresse, estiramento e torções desnecessárias tomando algumas medidas simples. Use malas leves, carregue dentro delas utensílios e peças leves, use técnicas corretas para levantar sua mala. Segure-as próximo a seu corpo e dobre os joelhos ao abaixá-las, mantendo as costas eretas.

Ao planejar visitas a museus ou outros passeios, evite carregar câmeras pesadas ou grandes equipamentos de vídeo, e tente limitar suas compras a itens pequenos ou portáteis. Suas costas estarão menos cansadas ao final do dia.

Se andar estiver lhe cansando ou causando dor, não tenha dúvida: alugue uma cadeira de rodas ou um carrinho elétrico. Você estará em todos os passeios e permanecerá junto a todos, e terminará o dia bem mais descansado e com menos dor. A qualidade do fim de seu dia e de seu sono serão melhores.

Ao viajar, tenha em mente que é importante evitar estresse e/ou estiramentos da coluna vertebral, além de consevar suas energias para evitar a fadiga. Essas sugestões lhe ajudarão a viajar mesmo quando estiver com dor nas costas. Faça uma ótima, relaxante e proveitosa viagem.

■ ALIVIE A TENSÃO E AJUDE A ACABAR COM SUAS DORES

Dores nas costas trazem muito mais do que sofrimento para o corpo; em quase todos os casos, elas vêm acompanhadas de grande fragilidade emocional. Nos casos em que a dor se prolonga por dias ou semanas, a pessoa pode chegar a níveis altos de estresse e tensão devido à angústia que sente ao pensar que seu problema não terá fim. Com isso, o sono diminui e se torna conturbado, a pessoa já acorda cansada, sua atividade profissional é afetada (pois a dor não permite total capacidade de concentração), sua relação familiar se desgasta. Enfim, aumentam as dificuldades em sua relação com a dor, com o trabalho, com a família e, principalmente, com ela mesma. Instala-se naturalmente um processo de depressão, pois é muito ruim sentir dor.

O alto nível de estresse pode causar mais danos ao corpo. A inatividade causada pela dor deixa os músculos fracos. Há mais cansaço, mais insatisfação, mais tristeza e, por conseqüência, mais estresse, angústia, ansiedade e depressão. Isso pode agravar os problemas da coluna vertebral ou mesmo gerar outros. Em casos de dor crônica, a depressão pode levar a dor mais intensa e freqüente. Estabelece-se um ciclo dor-depressão que precisa ser quebrado, e o seu reumatologista está preparado para ajudá-lo; fale com ele.

Sinais e sintomas de estresse

Estresse é o termo utilizado para descrever as muitas solicitações, demandas e pressões que as pessoas recebem e vivenciam em diversos graus a cada dia.

Tais solicitações podem ser físicas ou emocionais, e às vezes exigem mudanças ou adaptações em nossa vida. Por exemplo, ao ficarmos presos em um congestionamento, devemos alterar as expectativas que temos de chegar ao nosso destino no tempo previsto. Da mesma forma, o estresse de ir a uma importante entrevista de emprego, requer dar o melhor de si, e por isso é importante estar relaxado e confiante a fim de passar uma boa impressão. O termo estresse é utilizado aqui de forma generalizada, incluindo a tensão emocional, a angústia, a ansiedade e a depressão.

Os sintomas do estresse variam enormemente de pessoa a pessoa. Eis alguns sinais que podem ajudar sua identificação:

- alteração do apetite;
- cansaço ao acordar;
- dificuldade de concentração;
- dificuldade para dormir;
- fadiga crônica;
- impaciência;
- irritabilidade, aborrecimento fácil;
- nervosismo;
- perda do interesse e da vontade em desfrutar algo;
- sentir-se pressionado;
- tensão da musculatura;
- tremores, mãos suadas.

Se você reconhece algumas ou a maioria dessas características, há grande chance de que tenha um nível alto de estresse.

Pessoas com dor crônica na coluna devem se submeter à mudança de hábitos e de estilo de vida. Quando aliada a outros problemas, como perda da independência, dificuldade em readaptar-se ao trabalho, medos e dúvidas sobre o futuro, a dor crônica pode levar a quadros depressivos e a outras reações emocionais que podem limitar seu cotidiano.

A depressão não é uma fraqueza. É uma resposta muito comum ao estresse diário, no qual as pessoas sentem-se desamparadas, incapacitadas e em desarmonia com a vida. Ao notar esse tipo de mudança em seu comportamento, procure sua clínica de reumatologia e ortopedia. Seu médico estará apto a entender não somente da sua coluna e do seu físico, mas de você como um todo, com suas dificuldades e necessidades, e a darlhe a correta orientação.

Dor na coluna relacionada com o estresse

Algumas pessoas convivem com dores diárias na coluna. Quando isso acontece, há algo errado com o corpo. Normalmente, sentimos grande resistência e desconforto quando ouvimos "Acho uma boa idéia você conversar com alguém a respeito do seu estresse". Rapidamente concluímos que esse "alguém" seja um psiquiatra ou um psicólogo e ficamos ofendidos pelo fato de a "dor estar na nossa cabeça". Chegamos a desconfiar que nossas queixas de dor não estão sendo devidamente valorizadas pelo médico. Se isso porventura aconteceu ou vier a acontecer algum dia, reserve um minuto para melhor explorar e desenvolver seus pensamentos e idéias, e depois abordar esse assunto de forma mais racional. Um aspecto não invalida o outro. É muito freqüente a junção de alterações físicas e emocionais (corpo/mente) em pessoas que sofrem com problemas da coluna vertebral, pois somos um todo, e como um todo devemos ser encarados. Vejamos alguns pensamentos que possam ter passado pela sua cabeça e que, ao longo dos anos, ouvimos com relativa freqüência:

"Ninguém acredita que eu esteja sentindo dor."

"Eles pensam que estou inventando minha dor nas costas."

Uma senhora que tem dois filhos contou-nos recentemente sobre seu marido: "Considero-me tão ativa educando e desenvolvendo as crianças, que as pessoas imaginam que não sinto dor nas costas. Mas, sinceramente, ela me dói muito, o tempo todo, quando me levanto, durante o dia e quando vou para a cama me deitar."

É improvável que seu marido, esposa, médico, amigas ou quem quer que lhe tenha recomendado buscar ajuda e tratamento não acredite que você esteja sofrendo com as dores na coluna. Se você se torna uma pessoa defensiva imaginando as piores situações, joga fora qualquer tipo de ajuda possível referente a seu estado emocional e à relação desse estado com sua dor. Dor na coluna é algo real, ninguém pode discutir o fato. Não se permita minimizar seu sofrimento e sua dor por achar que terceiros não acreditam ou julgam que ela seja pouco intensa.

"Ninguém me compreende. Ela não consegue entender o que é estar com uma dor como essa", nos foi dito por um paciente. "Minha mulher se arruma e sai para trabalhar todos os dias enquanto fico eu aqui, sentado na minha cadeira o dia todo, quase sem poder me mover. Eu quero trabalhar, acredite. Sinto-me muito sozinho."

Pessoas que lhe possam sugerir a busca de tratamento não precisam necessariamente viver ou ter vivido o sentimento da dor. Aliás, a falta dessa experiência não significa que as sugestões dadas não sejam válidas. Vários profissionais formam seu conhecimento e opiniões ao longo dos anos vendo bons resultados, ganhando experiência e controle sobre as emoções; não precisam sentir o mesmo que você para serem válidas suas recomendações.

"Eles pensam que eu não estou tentando superar minhas dores."

"Ele pensa que eu poderia viver melhor se tentasse não sentir dor."

Muitos pacientes relatam acreditar que amigos e familiares sentem que eles não estejam tentando viver sem a dor. Não se sinta na obrigação de "mostrar" o quanto sente dor, ela é sua e você deve aprender a lidar com ela e buscar auxílio médico quando necessário.

A percepção de você como pessoa, sua história e exames físicos — conjugada a essas informações do seu dia-a-dia — possibilitam o correto diagnóstico e a prescrição de um programa de tratamento eficaz para seu caso. Não deixe em nenhuma hipótese de manifestar a seu reumatologista suas necessidades, aflições, medos e dúvidas; ele está preparado para entendê-lo e orientá-lo. Dúvidas levam a "historinhas que contamos a nós mesmos", que associadas à dor geram mais dúvidas, ansiedade e depressão. É fundamental para o tratamento interromper o ciclo dor-depressão.

Veja algumas sugestões e escolha o que você poderia incorporar a seu cotidiano:

1. Faça uma lista do que você quer mudar e a divida em duas categorias:

a) o que posso controlar;

b) o que não posso controlar.

Com a ajuda de seu médico, amigos e familiares, comece a trabalhar naquilo que você pode controlar. É preferível dar passos positivos nesse sentido do que conviver somente com o que não consegue controlar em outras áreas.

2. Se você estiver extremamente agitado ou estressado com respeito a determinada situação fora do seu controle, tente reforçar e reanalisar seus pensamentos. Se não funcionar, procure ajuda de um profissional.

3. Nunca se considere fraco por achar que precisa de ajuda para se controlar. Aqueles que se recusam a procurar ou aceitar ajuda é que são os fracos. Saber quando pedir auxílio é um ato de coragem e de auto-ajuda. O reconhecimento da necessidade já é o início e o grande passo para o tratamento. Decidir dar o primeiro passo

significa já termos caminhado cerca de 50 por cento em direção ao nosso objetivo.

4. A cada semana, comece a trabalhar em um novo tema que possa ajudá-lo a controlar seu cotidiano. Caso tenha alguma dúvida sobre o tema, ação ou atitude escolher, discuta com seu médico ou com alguém de sua confiança, uma pessoa que possa ajudá-lo a estabelecer uma lista de prioridades. Você deve começar pelo controle sobre suas necessidades, como higiene pessoal e vestimenta. Quando já for capaz de controlar essas situações, comece a dominar sua casa — prepare você mesmo uma refeição, arrume seu quarto, dobre suas toalhas. Continue fazendo novas atividades até tornar-se capaz de assumir suas necessidades sem aumentar sua dor ou desconforto na coluna.

5. Jogue fora seu pessimismo. Para ter mais independência e controle, você precisa conquistá-los.

Aprender a identificar as formas com as quais seu corpo e sua mente demonstram estresse será o primeiro passo para você poder "administrar-se" e reduzir suas solicitações e pressões externas, ajustando-as a você.

■ FADIGA: O QUE É ISSO?

De tempo em tempo, todos experimentamos a sensação de exaustão e perda de energia, muito freqüentemente associada às dores na coluna. A fadiga é um sentimento de cansaço ou exaustão que dificulta o alcance dos nossos objetivos. Pode ser o cansaço médio do final de um dia árduo de trabalho ou até um crônico sentimento de exaustão que parece nunca se afastar de nós. A fadiga nos atinge individualmente em diferentes formas e tempos, pode aumentar a dor e a sensação de perda do controle e da concentração e aumentar a irritabilidade, gerando mais dor.

As causas de fadiga podem ser divididas primariamente em três áreas: física, emocional e ambiental. A física está geralmente associada a alguma doença, como, por exemplo, doença inflamatória da coluna vertebral, artrite reumatóide, fibromialgia. Viver diariamente com dor ou com alguma doença de longa evolução leva à exacerbação da angústia, da ansiedade e da depressão, sensibilizando condições emocionais. Junto a isso, tudo o que pode fazer do meio ambiente em que vivemos um lugar menos confortável — como barulho, poluição, trânsito intenso, móveis desconfortáveis, difíceis acessos, escada longa, calor etc. — aumentará a fadiga.

■ COMO COMBATER A FADIGA

Relacione todos os objetivos que tenha a cumprir em casa ou no trabalho durante um dia e durante uma semana. Deixe de lado o que for desnecessário e delegue algumas obrigações. Envolva sua família. Você ficará impressionado com a quantidade de atividades que estavam sob sua obrigação na lista e que, na verdade, não são realmente necessárias ou poderiam ser, ao menos por hora, colocadas de lado. Faça uma programação de tempo para seus afazeres, dividindo-os durante o dia, deixando sempre um intervalo para descanso. Escolher caminhos menores e melhores opções são sempre uma boa idéia. Prepare sua alimentação com antecedência, sente-se com freqüência e desfrute a maior quantidade de pequenos descansos possível. Utilize recursos que diminuam o consumo de energia pessoal, como aparelhos elétricos (abridores de lata, batedeira etc.), microondas, processador de alimentos, dentre outros. Torne suas obrigações fáceis e confortáveis. Tenha uma boa noite de sono: isso lhe restaura as energias e ajuda a melhorar a dor, dando chance à sua coluna para descansar. Mesmo uma cochilada durante o dia pode ser o suficiente para restaurar sua energia e levantar seu estado de espírito.

■ O QUE PODE SER FEITO PARA MELHORAR O SONO?

Mantenha um programa regular de atividades diárias:

- exercite-se, mas não muito tarde e sem extenuar-se, especialmente quando o fizer à noite;
- tente relaxar uma hora antes de se deitar;
- deixe seu quarto o mais confortável e silencioso possível;

- procure levantar todos os dias à mesma hora, mesmo nos finais de semana e feriados;
- evite cafeína (encontrada no café, chá e alguns refrigerantes) ou álcool antes de se deitar;
- tome um banho quente antes de se deitar;
- evite assistir a noticiários próximo à hora de se deitar;
- ouça uma música suave ou gravações de relaxamento.

Caso continue a ter problemas para dormir, consulte seu médico, ele poderá lhe ajudar. Quando as dificuldades são solucionadas, o nível de fadiga geralmente diminui. A qualidade do seu sono será proporcional à qualidade do seu dia. Valorize o bom sono e você terá um dia excelente.

■ PODE O RELAXAMENTO DIMINUIR A DOR E A FADIGA?

Sim, o relaxamento muscular é uma das melhores maneiras de se reduzir a fadiga e o estresse. Feche os olhos e inspire profundamente. Segure o ar nos pulmões por alguns segundos e solte-o, permitindo que sua tensão saia junto. Deixe seus músculos ficarem pesados e seu corpo todo afundar sobre sua própria superfície. Começando pelos pés e pela batata das pernas, lentamente tensione seus músculos. Mantenha-os tensos e contraídos por alguns segundos, depois solte-os e relaxe. Lentamente, identifique uma forma própria sua e repita esta técnica parte a parte, músculo a músculo do seu corpo. Continue a respirar profundamente. Aproveite a sensação de relaxamento por alguns minutos antes de abrir os olhos.

Estas são algumas sugestões para melhor aproveitamento do relaxamento:

- Procure local e hora do dia favoráveis para não ser interrompido por ao menos 15 minutos.
- Fique o mais confortável possível. Não use roupas apertadas, descruze pernas, tornozelos e pés. Sente-se em uma cadeira reclinável ou em uma cama confortável e deite-se. Tente praticar diariamente o relaxamento. Caso não seja possível, agende-se para praticá-lo ao menos quatro vezes por semana.
- Não espere resultados rápidos ou milagrosos — eles aparecerão em algumas semanas.

Utilize um CD com orientação para os exercícios e relaxamento; peça indicação a seu médico.

Diagnóstico: alguns tipos de exames

Um tratamento focado e objetivo depende de um diagnóstico correto. A história clínica, o exame físico e o entendimento das queixas do paciente são fundamentais para o diagnóstico e, em alguns casos, deverão ser complementados com alguns exames. É importante saber que os exames complementares, e que são assim chamados por servir de complemento à história clínica e ao exame físico, nem sempre são importantes. Muito mais fundamental para o diagnóstico é ouvir atentamente as queixas, examinar o paciente e, mais que tudo, entendê-lo. A seguir, relacionamos alguns exames que poderão ajudar a complementar o diagnóstico dos problemas da coluna vertebral.

Diagnóstico complementar

1. Radiologia convencional

Em pacientes com quadro de dor e nas situações de recorrência ou persistência do quadro clínico, as radiografias simples nas incidências de frente e perfil são indicadas. Em alguns casos, deve-se solicitar também na incidência oblíqua.

2. Tomografia computadorizada (TC) e ressonância magnética (RM)

A tomografia computadorizada e a ressonância magnética têm indicação em algumas situações, como, por exemplo:

a) lombalgia aguda com evolução atípica;
b) lombalgia de evolução insatisfatória e cuja causa não foi determinada após seis semanas de tratamento clínico.

A tomografia computadorizada é um método planar segmentar* que permite avaliação dos desarranjos dis-

---

* Tomografia computadorizada em que os cortes permitem boa visualização de possíves desarranjos discais e de alterações articulares da coluna.

cais, das alterações degenerativas das faces intervertebrais (platôs vertebrais) e articulações zigapofisárias.* Também avalia o canal vertebral, recessos laterais e cavidades intervertebrais. Sua boa resolução espacial permite melhor definição dos contornos ósseos.

A ressonância magnética é um método multiplanar que não utiliza radiação ionizante e tem amplo campo de visão. Permite boa avaliação dos desarranjos discais e das alterações degenerativas. É particularmente útil na análise do conteúdo do canal vertebral (incluindo cone medular e raízes da cauda eqüina) e medula óssea.

3. Mielografia e mielotomografia computadorizada

São métodos invasivos, indicados em casos específicos de compressão nervosa quando há dúvidas não esclarecidas por tomografia computadorizada ou ressonância magnética.

A mielografia, associada às radiografias dinâmicas, permite informações adicionais das estenoses do canal vertebral e foraminais.

4. Raios X dinâmicos

Geralmente não são utilizados na lombalgia mecânica aguda, mas nos casos crônicos podem auxiliar na elucidação da dor.

---

* Articulação facetória, envolvida em casos dolorosos e degenerativos da coluna vertebral.

5. Discografia

É um método invasivo e de indicação restrita que pode ser utilizado principalmente na reprodução do fenômeno doloroso referido na história clínica.

6. Cintilografia

Não tem indicação na investigação da lombalgia mecânica aguda. No entanto, quando existem "sinais de alerta" com suspeita de tumor e/ou infecção, ela pode ser solicitada. Pode também ser indicada na suspeita de doenças ósseas difusas.

7. Eletroneuromiografia

É o único método que produz informações sobre a fisiologia da raiz nervosa, ajudando a localizar uma "irritação/compressão" do nervo — fundamental no diagnóstico diferencial no caso de doenças do sistema nervoso periférico que possam surgir junto a um quadro de dor irradiada, dormência, formigamento e diminuição de força nos membros superiores ou inferiores.

8. Densitometria óssea

A densitometria óssea é um método de diagnóstico indolor, não-invasivo e de alto grau de precisão, indicado para mulheres na menopausa para quantificar a densidade da massa óssea e estabelecer se há ou não perda dessa mesma massa, ou seja, se há osteoporose. Serve também como meio de prevenção, estagiamento e acompanhamento da evolução e da eficácia do tratamento.

9. Ultra-sonografia

A ultra-sonografia tem indicação na avaliação de contraturas musculares, especialmente da região da coluna cervical, e é útil em alguns diagnósticos diferenciais que evoluem com dor irradiada, como alterações do ombro (síndrome do impacto, rotura do manguito rotador, periartrite de ombro etc.) e do quadril (tendinites, bursites etc.)

10. Exames laboratoriais

Não são importantes para o diagnóstico das dores mecânicas ou posturais da coluna, mas são por vezes imprescindíveis à elucidação diagnóstica, principalmente naquelas situações em que haja suspeita de doenças inflamatórias, metabólicas, infecciosas ou tumorais. Entre os exames mais freqüentes estão:

- hemograma;
- velocidade de homossedimentação;
- fosfatase alcalina e ácida, cálcio e fósforo-séricos;
- eletroforese de proteínas;
- antígeno prostático específico (PSA);
- pesquisa de proteína de Bence-Jones na urina;
- dosagem de hidroxiprolina na urina;
- dosagem de creatinina sérica;
- mielograma.

Tratamento

Agora que já temos algumas informações, é preciso tratar da coluna que o incomoda. Identificado o problema, estabelecido o diagnóstico, é hora de tratar.

Diferentemente do que acreditávamos no passado, os problemas da coluna podem ser cuidados e resolvidos. O sucesso do tratamento depende em muito da equipe multidisciplinar que está avaliando e orientando o paciente.

Os problemas da coluna vertebral geralmente têm melhor resultado com um programa de tratamento completo. Não se alcançam tão bons resultados com medidas isoladas como quando elas são associadas; essa indicação deve ter a análise do seu reumatologista, ortopedista ou fisiatra, levando sempre em consideração que o tratamento, tanto medicamentoso como outras medidas, deve ser individualizado.

Um bom centro de reumatologia e ortopedia deve incluir protocolos de recuperação rápida em função do tipo e da necessidade da pessoa, com os itens a seguir, associados ou não:

- medicamentos;
- mesoterapia;
- acupuntura;
- manipulação vertebral;
- massagem;
- órteses;

- cinesioterapia;
- hidroterapia em piscina aquecida, coberta e climatizada;
- pilates;
- RPG;
- eletroterapia;
- orientação alimentar.

Medicamentos

Muitos medicamentos podem ser utilizados para a coluna vertebral. Após um correto diagnóstico, obtido ou não com a ajuda de exames complementares, poderá ser necessário o uso de antiinflamatório, analgésico, relaxante muscular, antidepressivo, ansiolítico, protetor gástrico, medicação para aumentar a densidade da massa óssea, entre outros.

A medicação a ser escolhida dependerá, além do diagnóstico, da característica individual da pessoa. O tratamento é estabelecido caso a caso, não havendo uma "receita de bolo" definida ou "uma pílula mágica" que atenda a todos os casos.

O que na prática funciona e traz muitos benefícios ao tratamento é o entendimento da pessoa como pessoa, de suas queixas de dor, características próprias, cotidiano, tipo de vida, carências, dificuldades, enfim, a necessidade de compreender o paciente para melhor orientar sobre medicamento e outras medidas, elaborando um programa de tratamento individualizado e próprio para aquele determinado caso e necessidade. A boa relação e comunicação permanente entre médico e paciente são fundamentais para o sucesso do tratamento.

Órteses

São apoios ou suportes usados com a finalidade de proteger e descansar a articulação. O colar cervical, por exemplo, descansa, relaxa e impede os movimentos da coluna cervical. Para a coluna lombar há alguns tipos de órteses que vão de cinta, cinta-suporte para gravidez a colete lombar, dependendo da indicação.

Hidroterapia

A terapia na água, também chamada de hidroterapia, aquaterapia ou terapia na piscina, consiste de uma variedade de exercícios aquáticos criados para o alívio da dor na coluna e da dor muscular e para o aumento da mobilidade articular tanto da coluna como de outras regiões do corpo. A hidroterapia oferece, além dos mesmos benefícios que outros programas de reabilitação fisioterápica, o lado positivo de possibilitar a todos sua realização, até mesmo àqueles pacientes que sofrem de dores, dificuldade de mobilização, incapacidade funcional e osteoporose, por exemplo. A água é um ambiente apropriado para o tratamento da dor na coluna e de outras alterações musculares e articulares por conta das seguintes propriedades:

- Ausência de gravidade na água torna-se mais fácil suportar o próprio peso com menos esforço, assim como exercitar-se em posições de imersão.
- A viscosidade da água aumenta a resistência, permitindo alongamento muscular e o movimento articular da área comprometida associado à redução dos riscos de futuras lesões e ao aumento da força muscular.
- A pressão hidrostática produz força perpendicular em toda a superfície do corpo, aumentando a consciência do paciente de sua postura (posição e movimento do corpo) e propriocepção (postura auto-regulada).

Essas propriedades permitem a evolução progressiva dos exercícios terapêuticos praticados fora da piscina, nos quais geralmente é mais difícil o controle de fatores como o posicionamento do peso na coluna e o risco de lesões que podem ser causados por movimentos não intencionais e bruscos. O resultado do relaxamento e das alterações sensoriais que podem ser causadas pela temperatura e pela pressão hidrostática durante a terapia na água é importante para que as dores sejam aliviadas. A hidroterapia deve ser sempre monitorada por profissional habilitado e capacitado.

RPG (reeducação postural global)

A técnica da reeducação postural global (RPG) baseia-se na teoria do campo fechado. Essa teoria estabelece que o homem, para conseguir ficar de pé, correr e realizar um sem-número de movimentos diários com graça e equlíbrio depende da harmonia das cadeias musculares sob o aspecto dinâmico e estático, suas contrações e descontrações constantes. Só conseguimos realizar todos os movimentos graças ao trabalho constante de todos os músculos do nosso corpo, desde os mais fortes até aqueles menores que ligam uma vértebra à outra.

Quando ocorre o encurtamento de apenas um músculo de uma determinada cadeia muscular, o resultado pode ser, por exemplo, uma hiperlordose lombar, entre outros problemas.

Observamos que quando um músculo é afetado, todos os músculos da mesma cadeia muscular também são comprometidos. Nesse momento entra a contribuição da RPG, após avaliação completa da postura da pessoa para verificar possíveis desvios posturais que invariavelmente a cada dia a afastam mais da sua postura normal. São também analisadas as posições que mais causam dor, para identificar que está alterado e causando transtorno ao paciente.

Princípios como a individualidade, a causalidade e a globalidade são essenciais para um bom tratamento. Cada ser humano reage de uma maneira, e a verdadeira causa do problema pode estar distante do sintoma. Portanto, o corpo deve ser tratado integralmente, retomando a necessidade do entendimento da pessoa como pessoa, em sua totalidade: corpo e alma.

O método de tratamento da RPG consiste de manipulações vertebrais e dos membros superiores e inferiores, visando a liberação e o alongamento total de músculos que com o passar dos anos ficaram encurtados, causando desvios posturais e, algumas vezes, dor.

Os exercícios chamados de posturais visam alongar músculos antigravitacionais, os responsáveis pela manutenção da postura ereta, mas que também são grandes vilões, pois acentuam progressivamente os desvios. Por outro lado, também visa fortalecer o grupo muscular gravitacional, responsável pela execução dos movimentos.

Desse modo, a proposta da técnica é reaproximar o corpo da sua fisiologia normal, o que em princípio permite menor gasto energético com melhor desempenho, facilitando a execução dos movimentos com harmonia e fluidez, eliminando possíveis dores e/ou sintomas. Também trabalha coordenação motora, concentração e respiração.

Essas manipulações são sincronizadas com a respiração específica a cada caso. É solicitado ao paciente determinado tipo de respiração, promovendo um ajuste entre esta e a postura. Problemas de postura geram tensões que acarretam bloqueios respiratórios e vice-versa. A correção postural é feita em conjunto com a reeducação respiratória, para que o paciente aprenda a inspirar e expirar corretamente.

Os principais benefícios do tratamento pelo método RPG são correção da postura, eliminação de dores, fortalecimento e alongamento muscular.

Na verdade, a busca da reeducação postural é a reconstrução funcional da pessoa, pelo caminho do reequilíbrio proprioceptivo e muscular.

Entre outros casos, a RPG é indicada principalmente para:

- dores articulares e musculares;
- artroses, bursites, traumatismos e hérnias de disco;
- torcicolos, tendinites e lesões por esforço repetitivo;
- dores ciáticas e cervicalgia;
- dores ou desvios na coluna vertebral (escolioses, hiperlordoses e hipercifoses);
- correções estéticas da postura (postura inadequada).

Pilates

Pilates é o método que objetiva melhorar o condicionamento físico e a postura. Os exercícios são baseados na respiração, exigindo de quem o executa concentração e controle do movimento realizado.

Os movimentos são lentos e rítmicos, permitindo exercícios corretos e sem sobrecarga de outro segmento corporal, e os números de repetições são reduzidos. Quando o movimento chega ao ponto desejado, a resistência é aumentada gradualmente para permitir o desenvolvimento da força.

Quem pode fazer pilates? Jovens, adultos e idosos, portadores de alguma doença ou não, obesos, magros, altos, baixos ou atletas podem se beneficiar do pilates.

A maioria das pessoas percebe os benefícios em poucas semanas, pois o pilates:

- estimula a circulação;
- melhora o condicionamento físico geral, a flexibilidade, a amplitude muscular e o alinhamento postural adequado;
- previne e reduz riscos de fraturas e lesões;
- alivia dores (reabilitação de problemas na coluna);
- fortalece a musculatura de maneira uniforme, especialmente os músculos axiais (abdômen, quadril e coluna);
- proporciona melhor postura corporal;
- aumenta a força sem prejuízo de flexibilidade e da atividade da vida diária;
- promove harmonia física e mental graças ao tônus, força, flexibilidade e equilíbrio adquiridos;
- alivia problemas relacionados ao estresse pois diminui a tensão e a fadiga;
- trabalha tanto os grandes quanto os menores grupos musculares.

O pilates utiliza seus diferentes aparelhos para trabalhar as ações musculares em várias posições, o que permite ao paciente melhor conforto com relação à postura e à limitação das articulações. Pode ser executado com nenhuma, pequena ou grande resistência. Essas variações permitem que qualquer pessoa realize a atividade com orientação individualizada e total segurança.

A sessão é baseada em exercícios rítmicos de força e alongamentos, com muitos movimentos concêntricos e excêntricos de abdômen e da musculatura lombar. Os exercícios são progressivos, suaves e sem impacto, minimizando o risco de lesões articulares.

Na reabilitação de problemas da coluna, o pilates fortalece, alonga e equilibra toda a musculatura que a envolve, alinhando e descomprimindo tensões, ajudando a aliviar pinçamentos e compressões de discos.

Acupuntura: tratamento antigo para um problema atual

Atualmente reconhecida por várias associações médicas, a acupuntura ocupa lugar de destaque no tratamento das dores da coluna vertebral e é parte integrante de um bom programa.

Sua história começou há pelo menos 2.500 anos, desenvolvida pela medicina chinesa que acredita que o corpo tem pontos de energia e que a energia vital, ou força da vida do corpo, deve manter um fluxo apropriado que nos mantém saudáveis.

O mecanismo da acupuntura ainda não foi totalmente identificado, mas se observa muitos efeitos positivos. O mais visível é a estimulacão que o procedimento causa no sistema nervoso. Muitas pessoas relatam grande sensação de relaxamento e energização com a acupuntura. As escolhas da agulha adequada, da forma de colocação e das áreas apropriadas são fundamentais para o sucesso do tratamento. A dor é praticamente inexistente na introdução das agulhas, pois elas têm uma ponta muito fina — 20 vezes mais fina do que a agulha usada para injeção — que entra e sai da pele com extrema facilidade. Essas agulhas, que devem ser descartáveis, são muito seguras, diferentemente de outros tipos. Durante a acupuntura, algumas substâncias que ajudam a combater as dores na coluna são naturalmente liberadas pelo organismo:

- o sistema nervoso central libera os peptídeos opióides, que têm efeito analgésico, uma das razões para que a dor diminua;
- o hipotálamo e as pituitárias secretam neurotransmissores e neuro-hormônios fundamentais ao alívio da dor e ao bom funcionamento de várias partes do organismo e também do humor;
- os pontos de ativação da acupuntura, quando estimulados, liberam endorfina, analgésico natural fabricado pelo organismo.

Há também evidências de que a acupuntura, além de interferir na dor, afeta de forma positiva o sistema imunológico.

Atualmente a acupuntura é um método utilizado no tratamento dos problemas da coluna vertebral sendo inquestionáveis seus efeitos práticos em trazer alívio da dor e bem-estar a quem dela se utiliza.

Mesoterapia

Um medicamento ministrado por via oral ou por via injetável circula pelo sistema vascular e atinge todos os órgãos. Embora um determinado produto possa se concentrar em certos pontos, de maneira geral é distribuído por todo o corpo. Só pequena parte do medicamento vai para a região-alvo afetada. Por exemplo, se um paciente tem uma "inflamação" no joelho e ingere um antiinflamatório, o medicamento se distribui por todo o corpo, atingindo pulmões, fígado, o outro joelho, enfim, todo o organismo, e apenas uma parcela vai atingir o joelho doente. O princípio básico da mesoterapia é a aplicação de um conjunto de medicamentos (misturados e em quantidades mínimas) próxima à zona afetada. Então, se o medicamento é aplicado no local, a atuação faz-se diretamente na região a ser tratada, aumentando a eficácia e a rapidez da ação. Quando é absorvido e distribuído pelo restante do organismo, sua ação está reduzida, tendo efeito muito pequeno sobre os outros órgãos e minimizando os efeitos secundários, quase sempre inexistentes.

A mesoterapia é muito utilizada em algumas queixas reumáticas, artrose, artrite de articulações e joelhos, mãos, cotovelos etc. Microinjeções são aplicadas ao redor da articulação afetada, fazendo o medicamento penetrar nela de forma localizada e intensa. A realização do tratamento é simples e praticamente indolor. As múltiplas microinfiltrações subcutâneas na região afetada têm como vantagens a ação rápida, os efeitos prolongados, as doses baixas, praticamente ausência de dor na aplicação e a redução dos efeitos adversos da medicação. Essas aplicações só deverão ser realizadas pelo seu médico.

Manipulacão vertebral

Com o desalinhamento intervertebral decorrente de má postura, e esforços repetidos e solicitações exageradas da coluna, entre outros fatores, as articulações movem-se, saindo da posição original e causando subluxações milimétricas, pouco ou nada perceptíveis aos raios x, mas capazes de desencadear alguns sintomas como dor de cabeça, tonteira, zumbido no ouvido, lacrimejamento, formigamento ou dormência nos braços, dor ou pressão no peito, dor de intensidade variada irradiada para as pernas. O problema é freqüentemente confundido com hérnia de disco ou compressão do nervo ciático. Com a manipulação vertebral realizam-se manobras que, respeitando os limites das articulações, gradualmente realinham as facetas articulares e, pouco a pouco, reduzem os níveis de contratura muscular, compressão do nervo e, por conseguinte, os níveis de dor na região afetada.

Essa técnica, que deve ser conduzida por um médico, pode ser empregada com sucesso em casos de dor de cabeça causada por problemas de coluna cervical. É também muito útil no alívio das dores da coluna dorsal e lombar.

Eletrotermoterapia e cinesioterapia

A necessidade de se estabelecer um diagnóstico correto, seguido de um tratamento clínico, é fundamental para a melhora do paciente. A fisioterapia tem o objetivo de estimular o corpo a se recuperar por meio da eletrotermoterapia e de exercícios projetados para aumentar progressivamente a capacidade funcional a fim de que a pessoa retome suas atividades profissionais, domésticas e recreativas da maneira mais rápida e segura possível. Alguns desses métodos utilizados em fisioterapia você certamente já conhece, mas com estas informações adicionais estará mais preparado para entender e colaborar com seu tratamento.

Termoterapia

O calor é utilizado como tratamento para dor e desconforto, trazendo bem-estar. Os objetivos primários da termoterapia são o aumento do fluxo sangüíneo e da temperatura muscular para analgesia, o aumento da nutrição celular, a redução do edema e a remoção dos metabólicos e de outros produtos existentes no processo inflamatório.

As diferentes modalidades de calor usadas em terapia podem ser subdivididas em duas: aquelas que aquecem os tecidos superficiais e as que aquecem as estruturas profundas. Há também uma subdivisão de acordo com os métodos primários de transferência de calor para os tecidos, que são: condução, convecção e conversão de outras formas de energia em calor para absorção. As três modalidades de calor profundo por conversão são: diatermia — que se divide em ondas curtas e microondas —, laser e ultra-som.

1. Diatermia

A diatermia é a aplicação de energia eletromagnética de alta freqüência, utilizada principalmente para gerar calor nos tecidos corporais profundos, podendo ser classificada em duas modalidades distintas:

a) *Ondas curtas*: corrente de alta freqüência, cerca de 27,12MHz, que produz ondas eletromagnéticas. O principal efeito terapêutico das ondas curtas é o aquecimento dos tecidos. A resposta dos tecidos ao aquecimento será o aumento do fluxo sangüíneo, ajudando na drenagem de substâncias inflamatórias, no aumento da extensibilidade do tecido colagenoso profundo, na diminuição da rigidez articular e no alívio das dores e espasmos musculares profundos.

b) *Microondas*: forma de radiação eletromagnética cuja freqüência de pulso está situada entre 2.456 e

915MHz. Apresenta freqüência maior que a das ondas curtas, com longitude de onda menor. As microondas são dotadas de um calor mais concentrado, permitindo absorção mais rápida. O efeito principal é o aquecimento originado da vibração e do atrito intermolecular, cujo efeito terapêutico é semelhante ao das ondas curtas, com a diferença de que a abrangência é outra, devido aos distintos graus de profundidade.

2. Laser

O laser é capaz de produzir um efeito bioenergético que equilibra a energia presente no ponto lesado e leva o tecido a um estado energético normal e, conseqüentemente, sem dor. Tem efeito antiinflamatório e antiedematoso.

3. Ultra-som

São ondas sonoras (vibrações mecânicas) imperceptíveis à audição humana, cujas faixas terapêuticas encontram-se entre 1MHz e 3MHz. As ondas ultra-sônicas são geradas por transdutores ultra-sônicos, também chamados simplesmente de transdutores.

De modo geral, um transdutor é um dispositivo que converte um tipo de energia em outro. Os transdutores ultra-sônicos convertem energia elétrica em energia mecânica e vice-versa. São constituídos de materiais piezoelétricos que produzem um fenômeno chamado *efeito piezoelétrico.*

Na fonoforese, que é uma técnica muito utilizada, o ultra-som é responsável por conduzir uma medicação tópica, geralmente antiinflamátoria ou analgésica, até os tecidos. O acoplamento pode ser direto — o medicamento preparado é friccionado diretamente sobre a pele, na área de tratamento —, melhorando sua absorção e ação.

Eletroterapia

Eletroterapia é um termo genérico para certa utilização de forma de corrente elétrica pela fisiatria, tendo como finalidade a reabilitação física pela excitação e ativação da corrente elétrica nos membros periféricos.

A técnica de estimulação elétrica nervosa transcutânea é chamada TENS. É de grande valor para o alívio sintomático da dor, seja ela proveniente de lesões agudas ou mesmo decorrente de processos crônicos.

Cinesioterapia (ginástica corretiva)

Nesta modalidade, a reabilitação é feita através de movimentos de alongamento, relaxamento e fortalecimento da musculatura. Para que haja amplitude de movimento normal sem dor são necessárias mobilidade e flexibilidade dos músculos que circundam as articulações. Uma das causas de dores na coluna vertebral é a perda de elasticidade e mobilidade, como defesa natural do corpo — porque, quando há dor, há parada de movimentação.

O tecido muscular tende a encurtar quando lesado. A perda da elasticidade pode dever-se à dor, ao edema, à defesa muscular ou ao espasmo. Para que os tecidos lesados recuperem seu comprimento normal, é preciso utilizar a técnica de alongamento em intensidade, local e duração adequados, restaurando a elasticidade e a plasticidade normal, proporcionando equilíbrio muscular e diminuindo a dor.

A flexibilidade depende de uma combinação de:

1. Amplitude de movimento articular, que pode estar limitada pelas estruturas capsulares e ligamentares que circundam a articulação. Para saná-la, utiliza-se:

a) Mobilização articular: técnica de terapia manual que inclui movimentos passivos e lentos das superfícies articulares, utilizados para recuperar a amplitude de movimento ativo e reposicionar ou realinhar a articulação, recuperando a distribuição de forças e tensões ao redor da articulação.
b) Técnica de tração: envolve o estiramento de um segmento articulado a fim de produzir a separação de duas superfícies articulares, diminuindo as alterações de pressão e força que atuam sobre a articulação e aumentam o espaço articular.

2. Flexibilidade muscular: para se conseguir um alongamento máximo, deve-se iniciar com uma contração isométrica do músculo a ser alongado para que seja obti-

do relaxamento máximo, sendo mais confortável e efetivo o alongamento pelo uso de uma força menor, mantida durante maior tempo (60 segundos), do que uma força maior durante menos tempo.

A estabilização da coluna vertebral será feita por meio do fortalecimento e do alongamento específicos dos músculos envolvidos com os movimentos da coluna. Os movimentos de flexão de tronco envolvem principalmente o aumento do comprimento dos músculos profundos e superficiais da coluna lombar e a contração dos músculos abdominais e dos flexores do quadril. A extensão do tronco envolve o aumento do comprimento dos músculos abdominais e a contração do eretor da coluna e do glúteo máximo. A rotação do tronco é feita pelos músculos oblíquos externo e interno. A flexão lateral é produzida basicamente pelo quadrado lombar.

A ginástica corretiva é um dos mais importantes métodos de tratamento para a coluna vertebral, levando-se em consideração que o trabalho muscular deve ser feito passo a passo, com ganhos progressivos, e que sempre deverá ser acompanhado de perto por pessoal capacitado, já que para melhor resultado do tratamento é importante acrescentar, tirar e mudar rotinas e rever o ganho muscular de cada músculo ou grupamento.

Massagem

A massagem pode ajudar a diminuir as dores na coluna, a depressão e a ansiedade e melhorar a qualidade do sono por promover o aumento do nível de serotonina e dopamina, que são neurotransmissores. Além disso, contribui para:

- A melhora da circulacão sangüínea local, restaurando a capacidade de recuperação de dores nos músculos causada por atividade física.
- O relaxamento dos músculos e o aumento da capacidade de movimentação.
- O aumento do nível de endorfina — uma das substâncias que promovem o bem-estar e que são naturalmente produzidas pelo organismo após a prática de um exercício ou uma massagem.

Orientação alimentar

Uma alimentação sadia e balanceada ajuda a manter o peso ideal, fator importante para o bem-estar da sua coluna. Se você está acima do peso, sua coluna tem que carregar uma sobrecarga, o que certamente faz com que ela se esforce e se desgaste mais, e não é isto o que se deseja. Portanto, o controle e a manutenção do seu peso ideal são muito importantes para a saúde da sua coluna.

Recomenda-se que mulheres adultas tenham dieta de 1.000mg de cálcio por dia; porém, quando existe o risco de osteoporose, o cálcio ingerido deverá ser de 1.500mg/dia. Seu médico será capaz de recomendar o tipo de cálcio e de complementação alimentar adequados para melhor absorção pelo seu organismo.

Idealizamos no CREB – Centro de Reumatologia e Ortopedia Botafogo uma tabela que poderá auxiliar a identificação dos alimentos e das quantidades de cálcio neles existentes, para facilitar sua escolha. Lembre-se: procure optar pelos que têm menor quantidade de gordura e calorias.

<table>
<tr><td rowspan="9">Fontes primárias de cálcio</td><td>Alimentos ricos em cálcio</td><td>Porção</td><td>Quantidade de cálcio (em mg)</td><td>Calorias/ porção</td></tr>
<tr><td>Leite desnatado</td><td>240g</td><td>300</td><td>90</td></tr>
<tr><td>Leite com 2% de gordura</td><td>240g</td><td>300</td><td>120</td></tr>
<tr><td>Leite com 1% de gordura</td><td>240g</td><td>300</td><td>100</td></tr>
<tr><td>Leite integral</td><td>240g</td><td>290</td><td>150</td></tr>
<tr><td>Leitelho</td><td>240g</td><td>280</td><td>100</td></tr>
<tr><td>Leite achocolatado integral</td><td>240g</td><td>285</td><td>210</td></tr>
<tr><td>Leite em pó sem gordura</td><td>1 colher (sopa)</td><td>52</td><td>27</td></tr>
</table>

Fontes primárias de cálcio	Iogurte natural com pouca gordura	1 xícara	415	160
	Iogurte de frutas com pouca gordura	1 xícara	345	230
	Ricota semi-desnatada	1/2 xícara	340	170
	Queijo suíço	30g	270	110
	Queijo provolone	30g	214	100
	Queijo Monterey Jack	30g	212	110
	Queijo *cheddar*	30g	204	115
	Queijo *gouda*	30g	200	100
	Queijo *colby*	30g	195	112
	Mozarela semi-desnatada	30g	180	70
	Queijo americano	30g	175	110

Fontes primárias de cálcio		Mozarella integral	30g	150	80
		Queijo *cottage* com 2% de gordura	1/2 xícara	80	100
		Sorvete de baunilha cremoso	1/2 xícara	90	135
		Sorvete endurecido	1/2 xícara	90	92
Fontes secundárias de cálcio	Grupo das carnes	Sardinhas enlatadas (com espinhas)	90g	370	175
		Salmão enlatado (com espinhas)	90g	170	120
		Ostras cruas	1/2 xícara	115	80
		Tofu processado com sulfato de cálcio	90g	108	60
		Camarão enlatado	90g	100	100

<table>
<tr><td rowspan="6">Fontes secundárias de cálcio</td><td rowspan="6">Grupo dos vegetais</td><td>Ervilhas secas cozidas</td><td>1 xícara</td><td>90</td><td>280</td></tr>
<tr><td>Couve crua</td><td>1/2 xícara</td><td>180</td><td>30</td></tr>
<tr><td>Couve galega crua</td><td>1/2 xícara</td><td>150</td><td>30</td></tr>
<tr><td>Folhas de nabo cruas</td><td>1/2 xícara</td><td>125</td><td>30</td></tr>
<tr><td>Folhas de mostarda</td><td>1/2 xícara</td><td>100</td><td>30</td></tr>
<tr><td>Brócolis</td><td>1/2 xícara</td><td>100</td><td>30</td></tr>
</table>

Para exemplificar, em meia xícara de brócolis há 100mg de cálcio. Se a necessidade diária de cálcio é de 1.500mg, o consumo de 15 metades de xícara, isto é, entre sete e oito xícaras desse alimento, é suficiente para atendê-la.

Uma outra fonte eficaz e barata de complementar a dieta necessária de cálcio é a casca de ovo. Lave-a e leve ao forno por alguns minutos. Depois triture-a o máximo possível. Tenha muito cuidado para que esteja bem triturada a fim de não causar engasgos ou ferimentos ao ser engolida. Acrescente uma colher de chá desse pó bem triturado à sua alimentação; você terá aí sua necessidade diária de cálcio atendida.

Palavras finais

Nosso objetivo foi o de colocar neste livro parte da nossa experiência em problemas da coluna vertebral nos últimos 30 anos com o propósito de oferecer informação. Estamos certos de que com informação e conhecimento fica muito mais fácil prevenir e identificar o problema, e depois tratá-lo. Sua participação, interesse, assiduidade, troca de informação com o seu médico e dedicação ao tratamento são peças fundamentais para o sucesso.

É possível superar a dor na coluna. Não deixe de procurar seu reumatologista, fisiatra ou ortopedista. Leve a ele suas dúvidas e ansiedades, ele estará pronto a ouvi-lo e a preparar o melhor programa de tratamento ou de prevenção para o seu caso.

Utilize estas informações para proteger sua coluna, pois a proteção é uma garantia de melhor qualidade de vida.

Gostaríamos, nós do CREB – Centro de Reumatologia e Ortopedia Botafogo, de deixar claro que a maioria dos problemas da coluna vertebral são atualmente tratáveis com excelentes resultados e de lembrá-lo de que "o homem não nasceu para sentir dor; temos o direito de viver bem, felizes e sem dor".

Sobre o autor

Arnaldo Libman é reumatologista e fisiatra, formado pela Faculdade de Ciências Médicas da Universidade do Estado do Rio de Janeiro em 1975, e diretor-médico do CREB – Centro de Reumatologia e Ortopedia Botafogo. É membro do American College Rheumatology, da National Fondation Osteoporosis, da Arthritis Fondation, da Sociedade Internacional de Reumatologia, da Sociedade Brasileira de Reumatologia, da Sociedade Brasileira de Medicina Física e Reabilitação, da Sociedade Brasileira de Ortopedia e Traumatologia (SBOT), do Comitê Coluna Vertebral da SBOT e do Centro Brasileiro de Estudos da Coluna Vertebral.

Sobre o CREB – Centro de Reumatologia e Ortopedia Botafogo

Há três décadas o CREB vem prestando a seus clientes atendimento humanizado e de alto padrão técnico em reumatologia, ortopedia e fisiatria. A dignidade e o respeito no tratamento de nossos pacientes é nosso diferencial, e com prazer temos sido merecedores do respeito e do reconhecimento da comunidade, dos pacientes e dos colegas médicos de todo o Rio de Janeiro e do Brasil.

Na verdade, o CREB é fruto de um sonho de conjugar diagnóstico e tratamento medicamentoso e de reabilitação em um único local, com padrão de qualidade.

Contamos com *staff* médico experiente para o atendimento de urgências e consultas de traumato-ortopedia, reumatologia e fisiatria, pessoal de apoio treinado, serviço de imagem (raios X, ultra-sonografia digital de alta resolução), material e órteses de alta qualidade e confecção de órteses personalizadas. Tudo para um atendimento bom e completo ao paciente.

O CREB trabalha com um novo conceito de programas e protocolos de tratamento para coluna vertebral, osteoporose, artrose, artrite reumatóide, fibromialgia e reabilitação de ombro e joelho, entre outros, que trazem benefícios mais rápidos e evidentes no tratamento dessas doenças.

Associamos a qualidade das nossas instalações à constante modernização da reabilitação traumato-ortopédica, reumatológica, neurológica e cardiovascular, com técnicas e métodos avançados, visando à rapidez e a um novo conceito de tratamento para proporcionar melhor qualidade de vida aos pacientes.

Novas técnicas de diagnóstico e tratamento estão surgindo na reumatologia, na ortopedia e na fisiatria, tornando necessários constante evolução e aprimoramento, e o CREB está permanentemente em sintonia, participando diretamente desse processo.

Acreditamos que trabalho, investimentos realizados e qualificação profissional, com educação médica e técnica continuada, são indispensáveis para o exercício competente da medicina no novo milênio.

Convido-os a conhecer o CREB. Temos o direito de viver bem, felizes e sem dor.

Arnaldo Libman

Visite a nossa *home page*:
www.editorabestseller.com.br

Este livro foi composto na tipologia Minion,
em corpo 12,5/16, impresso em papel off-white 80g/m²,
no Sistema Cameron da Divisão Gráfica da Distribuidora Record.